PSIQUE Y SOMA
Terapia bioenergética

Agustín Ramírez

PSIQUE Y SOMA
Terapía bioenergética

Prólogo a la edición española de Luis Pelayo
Prólogo de Fernando Ortiz

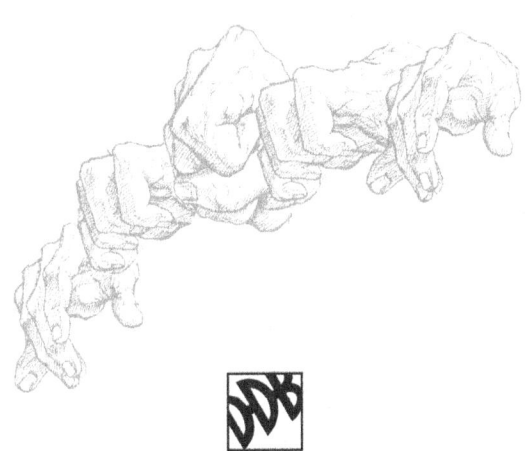

Desclée De Brouwer

Diseño de colección: Luis Alonso

ITESO, MÉXICO, 1995
© EDITORIAL DESCLÉE DE BROUWER, S.A., 1998
Henao, 6 - 48009 Bilbao

www.edesclee.com
info@edesclee.com

Printed in Spain
ISBN: 84-330-1281-4
Depósito Legal: BI-288-98

Índice

Prólogo a la edición española 11

Prólogo 17

Reconocimiento 19

1. El concepto de energía bioenergética 21
   La energía según Sigmund Freud 21
   La energía según Carl Jung 23
   La energía según Wilhelm Reich 24
   La energía según Alexander Lowen 28

2.. El carácter en bioenergética 35
   Introducción 35
   Naturaleza, origen y función del carácter según Reich 36
   Naturaleza, origen y función del carácter según Lowen 39

3. Qué es la terapia bioenergética 43

4. El carácter esquizofrénico 49
   Rasgos físicos 51
   Etiología 52
   Terapia 54

5. El carácter oral 63
   Rasgos físicos 65
   Etiología 67
   Terapia 67

6. El carácter masoquista 73
   Rasgos físicos 75
   Etiología 76
   Terapia 77

7. El carácter psicópata 83
   Rasgos físicos 85
   Etiología 86
   Terapia 88

8. **El carácter rígido**	93
Rasgos físicos	94
Etiología	96
Terapia	97
9. **Técnicas**	99
Respiración	100
Ejercicios bioenergéticos	106
Masaje	117
Meditación	124
Sueños	127
Fantasías	131
10. **El terapeuta bioenergético**	133
Requisitos para llegar a ser un buen terapeuta bioenergético	138
Epílogo	141
Bibliografía	145

Con mi profundo agradecimiento a mis maestros A. Lowen, J. Pierrakos, S. Keleman y sus asistentes, que me enriquecieron con sus ideas y con la experiencia de terapia bioenergética durante más de quince años.

Prólogo a la edición española
por Luis Pelayo

Mientras leía el libro del psicoterapeuta Agustín Ramírez sobre la Terapia Bioenergética, me iban viniendo sensaciones y emociones de mar llano, en calma, sin más expresividad que su serenidad majestuosa. Me resultaba difícil recordar la bravura y pertinacia de las olas, intentando llegar a desfogarse contra las rocas, pero yo sabía que detrás, al lado, estaban esperando su turno. Algo parecido se iba produciendo en mí. La sencillez, transparencia y coloquialidad de este libro me iban cautivando y despertaban respiración pausada, asentamiento y presencia del peso de mi cuerpo en la silla. Tranquilidad, viveza, entusiasmo y contento.

El lenguaje que se utiliza huye de los tecnicismos académicos teóricos y terapéuticos. Todo se comprende, aunque no se entienda o se esté de acuerdo. Nada parece que se dice fuera del desarrollo lógico de los principios que presenta. No se siente presión, ni imposición de la praxis, síntesis de los teórico y operativo que se expone a lo largo del libro. Sin embargo, se intuye que, muy cerca, está la fuerza de la aparente debilidad y blandura. La complejidad de la obra de W. Reich, referente a la energía, se hace asequible y fácil. Los puntos de divergencias entre éste, Freud y Lowen aparecen como producto lógico del devenir o desatar de sus presupuestos básicos y de su entorno social, educacional y personal.

El autor del libro sigue el pensamiento de su maestro y guía Alejandro Lowen en la vertebración ideológica de la terapia biornergética.

La parte central de su libro gira alrededor de las estructuras caracteriales. Se construyen con las defensas patológicas organizadas, fosilizadas, frecuentemente inconscientes, que se desarrollaron con matiz de sobrevivencia neurótica. Impiden conectar y enturbian la realidad que nos rodea a nivel personal o relacional. En la descripción que hace de estos caracteres: esquizoide, oral, masoquista, psicopático, rígido sigue lo que ha escrito A. Lowen, básicamente en *Language of the Body. Physical Dynamics of Character Structure (El lenguaje del cuerpo)* de 1958, que se remonta casi a la fundación del Instituto de Análisis Bioenergético de N.Y. en compañía de J. Pierrakos.

Los aspectos más significativos y atrayentes de esos capítulos, son el tratamiento para el acercamiento y disolución de las defensas patológicas de la tipología bioenergética y el perfil que diseña de la figura y trato del terapeuta.

Tratamiento

Hay dos elementos fundamentales en toda psicoterapia: el diagnóstico y el tratamiento. Están íntimamente unidos y relacionados. El terapeuta debe saber dónde está atrapada la persona que le viene a pedir ayuda. Cuáles son las carencias y patologías que le descalifican para sentirse y actuar adecuadamente a los estímulos y situaciones interiores y exteriores.

El diagnóstico en la psicoterapia bioenergética tiene un matiz de transitoriedad y provisionalidad. Partimos de hipótesis, no de encasillamientos, ni cosificaciones. Nos ayudan a diagnosticar los modelos o estructuras caracteriales. Al principio, probablemente, el terapeuta sabe más de lo que le pasa al paciente que él mismo. Sin embargo, no hay que olvidar que éste tiene que reconocerse o conocer dónde se encuentra.

El heterodiagnóstico tiene que conducirnos automáticamente al autodiagnóstico. El paso de lo que dicen de mí, a lo que yo digo de mí, es capital. Se trata de que el paciente tome conciencia y experimente ese descubrimiento de dónde está él consigo mismo y con la salud, ya que la curación en psicoterapia depende, muy significativamente, de las actitudes y vivencias hacia sí mismo. Es cierto el dicho clásico: un buen diagnóstico ya es una posible pauta de curación.

El fin del tratamiento bioenergético es la eliminación de todos aquellos mecanismos carenciales o patológicos corporales, musculares, emocionales, mentales y yoicos que se han fabricado a través de las etapas infantiles, adolescentes y juveniles. Éstas nos acosan y avasallan en el vivirlos liberados, conscientes, expresivos y abiertos a satisfacer de forma adecuada nuestras necesidades del tipo que sean.

Se puede hablar de tratamientos "reglados" que se realizan con técnicas específicamente creadas y probadas. Su finalidad es eliminar los bloqueos y corazas musculares, favorecer la expresividad emocional y fomentar situaciones o momentos experienciales de abertura, contento, integración, donación... El otro tipo de ayuda sería el "no reglado", que se diluye dentro de la cotidianeidad de nuestras relaciones, contactos y situaciones varias. El efecto y eficacia de ésta depende de que haya fisuras en los entramados y andamios –las defensas neuróticas– que nos permiten sobrevivir.

Una de las aportaciones importantes de este libro a las estructuras o modelos de organizaciones caracteriales de A. Lowen, es añadir a cada uno de éstos un tratamiento adecuado concreto y específico con los ejercicios (yo prefiero llamarlas experiencias) bioenergéticos de A. Lowen y de otras escuelas. La entrada parcial de otros tratamientos terapéuticos en el bioenergético es aleccionadora. Muestra un talante dialogal. Es índice de que lo importante al tratar al paciente es conseguir su curación. Es una obviedad a veces olvidada. Voy a fijarme en ellos.

Agustín Ramírez incorpora las técnicas de Carl Rogers, descubridor de la terapia centrada en el cliente con la empatía y la no directividad. Se considera al paciente como centro teórico y operativo. El acercamiento se realiza a través de la escucha empática. En la bioenergética, estar atento y sintonizar empáticamente con el paciente, se pone en práctica al oír, sentir, vivir el cuerpo en su totalidad. La empatía corporal amanece con el paciente que está en frente si el cuerpo está abierto y dispuesto a vibrar a nivel de piel, de sensaciones y de sentimiento. Se viven los pensamientos que aparecen estrechamente relacionados a la respiración, la tonicidad muscular, la sensorialidad, el ritmo cardíaco y otras funciones somáticas

El psicodrama, diseñado por José Luis Moreno, es citado frecuentemente en el libro que estamos presentando. Se utiliza esta técnica de tratamiento psicoterapéutico para representar o dramatizar algunas experiencias y recuerdos que han aparecido a través de los ejercicios bioenergéticos o de otras procedencias.

Para aumentar el fluir energético parcial o totalmente en el cuerpo, se utilizan los auto o hetero masajes suaves, fuertes y profundos, sin hacer hincapié en ninguna de las mil técnicas que se emplean. Lo único realmente importante es el despertar la vida en el cuerpo y desbloquear las tensiones o corazas musculares. Éstas se han producido por la represión inadecuada de los estímulos psico-emocionales.

La meditación psicológica es otra técnica que se propone como medio para la abertura del camino hacia la salud. El autor nos alerta de posibles aparentes incompatibilidades entre ésta y el tratamiento bioenergético, de textura expresiva fuerte, activa y fuera de los contextos habituales de convivencia. Sus orígenes se remontan a las filosofías de vida desarrolladas en el antiguo oriente. Sus versiones modernas occidentales se han relacionado con la actividad eléctrica cerebral y las ondas alfas.

Estas técnicas, usadas con pericia y adecuación al momento terapéutico en que se encuentra el paciente, pueden producir una gran conmoción y profundidad en el proceso. Si adquieren un protagonismo por encima de las técnicas activas y expresivas bioenergéticas, se llegaría a eliminar la sustancia de ésta. Se generaría una descalificación y dificultad en estar y trabajar con la energía dinámica, una de las notas distintivas de la terapia bioenergética loweniana.

La dificultad en hacer ese silencio interior, clave de la meditación, nos indicaría que existe impedimento para ponerse en contacto con sus sentimientos, emociones, sensaciones corporales. Las defensas neuróticas están muy vivas. Es necesario usar las técnicas típicamente bioenergéticas.

El trabajo con los sueños y las fantasías es una de las herramientas típicas del psicoanálisis de S. Freud y de la terapia Gestalt de Frederick Perls. El analizar sus mensajes simbólicos, desde la tipología caracterial bioenergética, es atractivo y no muy frecuente. Su actuación y vivencia corporal de los contenidos oníricos o fantásticos abre una nueva vía para descubrir sus significados escondidos e inconscientes. Las reacciones respiratorias, musculares y diafragmáticas al despertar dan pistas para conocer sus mensajes y se las puede analizar como un componente simbólico más.

El terapeuta bioenergético

La segunda gran aportación del profesor A. Ramírez es el trato y la relevancia que adquiere el perfil y la figura del terapeuta bioenergético. A través de todo el libro, ha ido apareciendo un diseño, estilo de su existir personal, de su forma de comportase y relacionarse con los pacientes. El último capítulo lo dedica a este tema. Hoy día está muy extendida la convicción de que lo realmente trascendente en la terapia no es la técnica o la teoría que la sustenta, sino el modo de encarnarla y realizarla el terapeuta. Se llega a afirmar, en este laberinto de corrientes y enfoques múltiples de ayuda, que no hay terapias sino terapeutas.

Al reflexionar sobre los requisitos, el perfil y presencia del terapeuta bioenergético que ejemplariza el libro de J. A. Ramírez, me aparecen dos interrogantes. ¿Desprofesionaliza al terapeuta bioenergético o humaniza su profesionalidad? Este tema nos llevaría más allá de estas reflexiones y comentarios de presentación del libro, pero es de gran actualidad. Se la ve latiendo frecuentemente en las preocupaciones de los que estamos dedicados a la "formación" de terapeutas.

J. A. Ramírez, siguiendo a S. Keleman, sitúa al terapeuta "como padre, madre, maestro sustituto, amigo". Le concibe como salvador, facilitador y sustituto en las tareas básicas que los adultos (padres, profesores, tutores, etc.) no han realizado en su día con los niños, adolescentes y jóvenes. Lo presenta centrado y enamorado de su tarea. No es sólo un conocedor, sino un saboreador sabio de lo que conoce y vive. Es acogedor, sensorial y afectivamente presente. Es el hombre de la espera y la firmeza. Ha desarrollado un profundo olfato para descubrir y captar los valores humanos exteriores e interiores a su hacer. Las funciones y el existir del terapeuta son vocacionales.

Su preparación técnica y teórica se basa en que él se ha reconocido y experimentado dentro de las tipologías caracteriales bioenergéticas. Ha realizado su terapia personal reglada y teórica. Se ha curtido y sensibilizado, también, a la presencia de su cuerpo, tenso o liberado de sus tensiones y corazas musculares. Se ha confrontado con sus límites energéticos. Esto le va a mantener en una situación de comprensión y empatía con las necesidades carenciales y vitales de los pacientes. Será el acompañante fiel en el peregrinar hacia la salud. Sabe de la limitación, frustración, la impotencia, la anarquía y desertización emocionales... Se ha visto por esos caminos, sufriendo las inclemencias de estas corrientes heladoras que cortan el fluir del vigor y de la entrega.

El terapeuta tiene gravadas en su cuerpo las cicatrices de lo que estuvo infectado y pululento por sus defensas patológicas. Estas señales son esperanza de que se sana. Él puede ayudar en la salida de los que todavía militan en las carencias enfermas que desenfocan la existencia y minimizan el vigor vital.

El retrato del terapeuta bioenergético que se diseña en este libro, ¿es alcanzable o participa de lo utópico? Es una meta posible en mayor o menor grado si se logra eliminar parcial o totalmente las defensas neuróticas inconscientes, llenas de abandono, rechazo, sometimiento, mercantilismo afectivo, manipulación seductora, etc.

La realidad dice que no siempre se consiguen esas transformaciones. La consecuencia es la existencia de un no pequeño número de terapeutas que llenan sus necesidades personales insatisfechas con las demandas de los pacientes. A veces, más que limpiar las defensas neuróticas de sus pacientes, las ensucian y dan pie a generar otras nuevas.

La terapia Bioenergética hoy

Hace más de cuarenta años que el Análisis Bionergético de A. Lowen y J. Pierrakos está presente dentro de las terapias psico-corporales, emocionales y energéticas. Existen muchas corrientes y tendencias entre los que la siguen. Algunas tienen su designación propia y proponen particularidades teóricas de matices distintos. Incluso se puede hablar de ortodoxos y heterodoxos. El influjo de esos principios y técnicas operativas están entrando en el hacer diario de todos aquellos sensibilizados a la complejidad de lo que es un tratamiento psicoterapéutico.

Cada día somos más conscientes de las interrelaciones de lo piscológico, corporal, emocional y energético. El acercamiento de los psicoterapeutas de las diversas corrientes, incluso las que se creían primogénitas y unigénitas, van abriendo vías de diálogo y entendimiento.

Mis recuerdos de hace veinticinco años en España son de desierto y ausencia de la terapia bioenergética. Me cupo la suerte de ser, probablemente, el primero que la abrió camino en este país. Fue muy fácil el trabajo, al principio, porque los planteamientos y modos de hacer bioenergéticos encajaban con algo que estaban anhelando los "buscadores".

Del descubrir que se tiene cuerpo, rápidamente, se pasa a ser cuerpo, a vivir el cuerpo habitado de sensaciones y necesidades. La relación emociones-cuerpo surge al destapar y sentir que la liberación de las tensiones o corazas musculares están relacionadas, son fruto de las situaciones de frustración, orfandad, negación del afecto, rabias, rencores, terrores, hostilidades y odios.

No mucho tiempo después, aparece el descubrimiento de la corporeización de los pensamientos. El funcionamiento de la mente y el cuerpo se viven interconectados y unidos como dos entidades distintas y con independencia propia. Esto se concreta al darse cuenta de que al pensar, al realizar un trabajo intelectual, el cuerpo respira, se flexibiliza... facilita los procesos mentales, intelectuales. Se pasa del cuerpo cotidiano o folklórico o médico... al terapéutico. Una existencia corporal muy viva, activa, que ayuda a mejorar las actitudes psicológicas y yoicas afirmativas o negativas.

Para hacer una tratamiento bioenergético, el cuerpo terapéutico es la clave de todo. Se llega a él por muchos caminos: la actividad muscular, el reblandecimiento del diafragma, la entrada de la respiración abdominal y torácica, el desbloqueo de las articulaciones, el desenfado postural. La decisión de explorar los límites que pone la fatiga, la garganta abierta dejando salir la protesta, el sonido y la expresividad. La elección personal, la empatía grupal, la guía del terapeuta implicado y realizando el mismo proceso que los participantes, el alargar la duración de esas experiencias en el tiempo son los complementos que nos llevan a ese nuevo estado de existir terapéutico.

Del cuerpo terapéutico brota el cuerpo vivaz. Tierra abonada para producir la salud y la apertura a la interioridad trascendente personal o de otras procedencias. Este cuerpo nos lleva a las nuevas formas de conocimiento que no tiene relación forzosa con el cognitivismo racional. El cuerpo es el gran protagonista, pero no es un absoluto. Es un elemento más del existir del ser humano.

Otro de los focos de atracción de la terapia bioenergética es la expresividad emocional corporeizada. No se trata sólo de conocer las emociones y controlarlas por la extirpación de la espoleta que las lleva a saltar de forma rápida e inadecuada. Se trata de dejarlas en libertad, dentro de un espacio y tiempo especiales, con la presencia de un terapeuta-facilitador experimentado. Todas estas circunstancias crean un medio adecuado de contención, sin prohibición, que genera la "magia" de aprender a encauzar total o parcialmente lo emocional sin racionalizar o tapar.

Finalmente, una de las técnicas bioenergéticas que más han aportado a la psicoterapia es el presentar una serie de códigos para la lectura del lenguaje corporal, como unidad mediática en el descubrimiento y manifestación del yo personal sano o de las defensas inconscientes de sobrevivencia que se produjeron en las etapas infantil, adolescente o juvenil.

Yo puedo afirmar, después de casi veinticinco años de practicar la terapia o personterapia bioenergética, que es un tratamiento terapéutico que encanta y fascina a los que necesitan ayuda.

El reto y la dificultad para acercarse a este modo de ayuda, hoy día, viene de una de las plagas generalizadas en medio de nuestra sociedad desarrollada: la comodidad o alergia al esfuerzo. El camino de recuperación y plenitud que ofrece esta terapia y filosofía de vida es un peregrinaje. Está lleno de sobresaltos, desencuentros y vigor, y nace de la implicación emocional corporeizada buscando lo que está más allá de la pereza y dejadez. Este esfuerzo y lanzamiento al vacío no es ascetismo seco y duro, está perfumado y compensado por la satisfacción y placer que produce el llegar al saboreo de lo que está más allá de los límites del vivir rutinario y cómodo.

El presente libro, lleno de sencillez, coherencia y "plácidos modales" en el hacer y vivir en la terapia bioenergética, es como el mar en calma, plano. Debajo, al lado, dentro, está el fluir vital energético que va a levantar la bravura, el coraje y la persistencia en arremeter contra la playa y las rocas.

LUIS PELAYO
Psicólogo
Fundador del Instituto de Terapia Bioenergética Anthos
Madrid, Enero 1998

Prólogo

Alexander Lowen es, sin duda, el más conocido de los discípulos de Wilhelm Reich. El análisis bioenergético, más ampliamente conocido como bioenergética, se colocó en el mercado de las psicoterapias, de modo que es casi sinónimo de la psicoterapia en la que, no sólo se habla, sino se trabaja con el cuerpo mediante el contacto físico, la respiración, el movimiento expresivo y la postura.

Alexander Lowen nació en Nueva York en 1910. Durante su juventud, con la idea de que la actividad física tenía efectos positivos sobre el estado mental de las personas, trabajó dirigiendo los programas atléticos en campamentos de verano para jóvenes. Se interesó en diferentes disciplinas, como el yoga y la relajación Progresiva de Jacobson. En 1940 conoció a Wilhelm Reich, entonces maestro de la New School for Social Research, en Nueva York, donde impartía un curso de Análisis del Carácter. El encuentro con Reich cambió su vida. Fue su discípulo entre 1940 y 1952 y su paciente de 1942 a 1945. La relación entre ambos se interrumpió entre 1947 y 1951, periodo en el que Lowen estudió Medicina en Suiza. A su regreso, Lowen pronto dejó de identificarse con el círculo de seguidores cercanos a Reich. En 1953 se asoció al doctor John Pierrakos, que también era alumno y había sido paciente de Reich. En 1956 fundaron el Instituto de Análisis Bioenergético.

A Lowen debemos la popularización -y según algunos, la distorsión- del trabajo de Reich como terapeuta. Lowen prefirió usar una palabra fácil de recordar, como bioenergética, en lugar de neologismos, como vegetoterapia caracteroanalítica u orgonterapia, difíciles de pronunciar y que requieren, al menos, de una explicación introductoria que aclare su significado. Reich, en diferentes momentos de su vida, relacionó su trabajo como terapeuta con la militancia en grupos de izquierda, la revolución sexual, la investigación sobre el cáncer, el origen de la vida y la naturaleza de la energía. Lowen se limitó a desarrollar la bioenergética, que es a la vez una forma de entender la personalidad en términos del cuerpo y sus procesos energéticos y una forma de psicoterapia[1]. Al hacerlo se alejó aún más de los seguidores ortodoxos de Reich, quienes suelen subrayar que el análisis bioenergético no es una terapia reichiana.

---

1. Así la define Lowen en *The Way to Vibrant Health,* texto que publicó en 1977 con su esposa Leslie como coautora.

La aportación más notable de la bioenergética en cuanto a teoría de la personalidad es una caracterología basada, en última instancia, en las etapas de desarrollo psicosexual que propuso Freud. Como psicoterapia corporal, la bioenergética se ha dado a conocer como un trabajo fuerte con el cuerpo, en el que el terapeuta provoca a sus pacientes para que surjan las emociones reprimidas por medio de las tensiones musculares. Para esto trabaja con sus manos sobre los músculos contraídos, prescribe posiciones estresantes y movimientos expresivos al tiempo que exhorta a sus pacientes a que se abandonen a las emociones que emerjan. Lowen trabaja, en muchas ocasiones, con el paciente parado, poniendo el énfasis en su contacto con la tierra, con la realidad y con su propio cuerpo. Para referirse a este contacto Lowen utiliza la palabra *grounding* -que se puede traducir como arraigo.

Entre 1958, cuando apareció *The Physical Dynamics of Character Structure,* y 1990 Alexander Lowen ha escrito once libros, uno de ellos en colaboración con su esposa Leslie. La mayoría están dirigidos a lectores no especializados. En ellos encontramos viñetas clínicas, descripciones de ejercicios que se recomiendan al público, reflexiones sobre la sociedad actual, observaciones acerca de la relación entre los problemas vitales de las personas y la apariencia de su cuerpo, etc. De este modo, el lector interesado en conocer tanto la tipología de Lowen como su forma de trabajo en el consultorio debe estudiar con cuidado su obra.

Agustín Ramírez ha emprendido la tarea de reunir, en un solo volumen, la caracterología de Lowen -en su forma simplificada tal y como aparece en su *Bioenergética* de 1975- y la teoría y técnica del análisis bioenergético. Está ampliamente capacitado para esta tarea. Antes de estudiar análisis bioenergético con Lowen, Agustín fue alumno de Carl Rogers y se formó como psicodramatista con Jacobo Leví Moreno. Recientemente estudió core-energética[2] e integración postural. Desde hace muchos años Agustín es maestro de psicoterapeutas, y su experiencia de trabajo tanto individual como grupal en México y en Estados Unidos se cuenta en miles de horas, pero tiene la humildad de seguir siendo siempre estudiante de diferentes técnicas activas de trabajo. Su experiencia y su humildad se combinan para escribir una obra que puede ser una excelente introducción a la bioenergética, en la que incluso el que conozca profundamente este camino de curación y desarrollo personal podrá encontrar interesantes sugerencias para su trabajo.

Fernando Ortiz

---

2. Nombre con el que John Pierrakos describe su trabajo en los últimos años. La core-energética conserva mucho de la bioenergética en cuanto al énfasis en el trabajo corporal y pone además el énfasis en el desarrollo espiritual.

Reconocimiento

Me es muy grato expresar públicamente mi profundo agradecimiento a los que me han estimulado y ayudado a escribir este libro. En primer lugar, debo mencionar a mis discípulos en el Hospital Psiquiátrico de Chicago y en el Instituto de Psicodrama y Bioenergética de Guadalajara. Su interés en estas materias me obligó a estudiar reiteradamente las fuentes y a practicar con ellos y sus pacientes las distintas técnicas que describo en el libro.

En segundo lugar, mi sincero agradecimiento al doctor Fernando Ortiz, quien me honra con el prólogo y me ayudó a aclarar las numerosas citas del libro; a las licenciadas Lupita Rubio de Guevara y Suny Orozco por sus anotaciones y sugerencias para hacer más clara y concreta la exposición. Finalmente, le agradezco a la licenciada Carmen Delia Gómez el trabajo de hacer en el manuscrito las correcciones que mis amigos sugerían.

El concepto de energía bioenergética

1

El concepto de energía es básico en la técnica terapéutica llamada bionergética o análisis bioenergético, desarrollada por el doctor Alexander Lowen. En la exposición de su método, Lowen habla constantemente de la mayor o menor cantidad de energía que tiene un individuo, del fluir natural de la misma que se manifiesta en el bienestar del ser humano, de los obstáculos que las tensiones y coraza muscular oponen al movimiento espontáneo de la energía y de los trastornos emocionales y somáticos que la falta de energía o su estancamiento en diversas partes y órganos del cuerpo causa en la vida del hombre.

Para entender el concepto de energía y su influencia en el bienestar o malestar de la persona humana según el análisis bioenergético, es preciso conocer sus antecedentes históricos a partir de S. Freud, Carl Jung y, especialmente, del sistema de Wilhelm Reich, discípulo de Freud y maestro de Lowen. Así se podrán comprender las hipótesis y postulados teóricos que Lowen toma de ellos y las modificaciones que él introduce al elaborar su propio sistema.

LA ENERGÍA SEGÚN SIGMUND FREUD

Freud fue discípulo de Ernest Bruecke de quien heredó muchas de sus ideas, algunas de ellas –referentes a la energía- son las siguientes:

a) no hay más que una sola energía y ésta es física;

b) la transformación de esta energía es la causa de todos los fenómenos cósmicos, físicos, biológicos y psíquicos;

c) todas las expresiones biológicas y psíquicas en la vida del hombre son efecto de la diferencia del potencial de la energía, así sean tensiones, emociones, ideas o imaginaciones[1].

---

1 S. Freud y J. Breuer, *Studies in Hysteria*, pp. 136-142 (de la traducción al inglés de 1936); S. Bernfeld, *Freud´s Earliest Theories and the School of Helmholtz*, en S. Lorand, *Yearbook of Psychoanalysis*, p. 46, y R. Dalbiez, *The Psychoanalytic Method and the Doctrine of Freud*, vol. 1, p. 295.

Al principio, Freud atribuía todos los trastornos emocionales a lesiones de algún órgano o a defectos del sistema nervioso, especialmente de la médula oblongada. En aquel tiempo, hablaba de la energía como exclusivamente física y sujeta a las mismas leyes termodinámicas de un sistema cerrado: ni se crea, ni se pierde, sólo se transforma en sus distintas manifestaciones. En 1885, visitó a Jean Martin Charcot, en Salpetrière, y observó cómo éste podía producir en pacientes masculinos los mismos fenómenos de histeria que eran atribuidos a trastornos del útero y por tanto exclusivos de las mujeres, con lo que Freud empezó a dudar de la explicación que Bruecke daba a los trastornos emocionales, atribuyéndolos a trastornos de algún órgano. Más tarde, al visitar a Bernheim en Nancy en 1889 y observar el efecto de las órdenes poshipnóticas que éste daba a sus pacientes durante la hipnosis y que éstos ejecutaban después, Freud dudó todavía más de la explicación mecanicista de los fenómenos psíquicos y emocionales que daban los fisicalistas, y empezó a hablar de la energía como psíquica.

Durante su asociación con Joseph Breuer (1890- 1895), Freud pudo observar que muchas de las perturbaciones emocionales estaban mezcladas con problemas sexuales y concluyó que la energía que él había tomado primero como física y posteriormente como psíquica, era más bien energía sexual y la llamó libido. Al limitarse al estudio de las perturbaciones sexuales y partiendo de los postulados de los "fisicalistas", Freud empezó a insistir en que todas las manifestaciones de la actividad humana son efecto de la libido o energía sexual. Freud conservó la idea de que el organismo humano es un sistema cerrado de energía en el que nada se crea ni se pierde, sólo hay transformaciones de la energía que cada persona tiene según su constitución biológica; a esa energía siempre la llama o supone sexual o libido para sostener la consistencia de su sistema[2].

Freud afirma también que si la energía está bloqueada en su natural expresión o por sus vías naturales, se desvía produciendo ansiedad, reacciones somáticas o síntomas neuróticos[3]. Asimismo dice que la energía en el organismo humano, siendo un sistema cerrado, está distribuida de igual forma y con la misma intensidad por todo el organismo, de tal manera que si hay descarga por un lado, la energía fluye en esa dirección para rellenar el vacío[4]. Sólo cuando ese fluir natural de la energía instintiva queda bloqueado aparecen otros fenómenos mentales como el pensamiento y la imaginación[5], los sueños[6], las expresiones a medias que él llama parapraxis[7] y, sobre todo, los síntomas neuróticos[8].

Todo esto se sigue lógicamente del postulado del que ha partido y que hemos mencionado anteriormente: el organismo humano es un sistema cerrado de energía que tiende a mantener, como un cuerpo cualquiera, la distribución de la energía con

---

2 Freud, *General Introduction to Psychoanalysis*, p. 285.
3 Freud, *Autobiographical Study*, p. 55.
4 Freud, *Studies in Hysteria*, p. 144.
5 Freud, *Ibid.*, pp. 139-142.
6 Freud, *The Interpretation of Dreams*, pp. 520-523.
7 Freud, *General Introduction to Psychoanalysis*, p. 55.
8 Freud, *Three Contributions to the theory of Sex*, p. 27.

la misma intensidad en toda la superficie. Si hay un obstáculo por la resistencia psíquica, la energía buscará otros caminos para descargar el impulso –para él siempre sexual- que se ha iniciado.

Reich repetirá, como veremos después, muchas de estas afirmaciones de Freud, pero acusándolo de haber psicologizado el concepto de energía o libido olvidándose completamente del soma, y de que todas sus explicaciones de la dinámica del organismo humano son meras argumentaciones lógicas para mantener la unidad del sistema sin mostrar su conexión con la realidad biológica concreta del ser humano[9]. Reich, y después Lowen, buscarán esa conexión y base somática de las afirmaciones de Freud.

Karen Horney, otra analista notable, después de estudiar con más libertad todo el sistema freudiano, afirma que las construcciones imaginativas y fantásticas del sistema freudiano son producto de la base y presupuestos metodológicos más que de sus observaciones clínicas[10].

LA ENERGÍA SEGÚN CARL JUNG

Adler y Jung fueron los primeros discípulos notables de Freud, y por ello muy amados por él hasta su separación en 1911 y 1913. Ellos fueron los primeros que mostraron interés por las ideas de Freud, sacándolo del olvido en que lo tenía sumido el silencio despectivo con que el mundo académico había recibido su primer libro, y quizás el mejor, escrito en 1900: *La interpretación de los sueños.*

Jung se separó de Freud en 1913 al notar que éste se obsesionaba cada vez más en un pansexualismo exagerado y por la necesidad de desarrollar sus propias ideas sin depender de la aceptación o rechazo de las mismas por Freud. Uno de los primeros puntos de divergencia con Freud se refiere al concepto de energía. Para Jung, la energía –llamada libido por Freud– no es una energía sexual particular sino la fuerza biológica del organismo. Es la misma energía física del cosmos, cuya naturaleza desconocemos, pero que tiene manifestaciones diversas en el cosmos y en la vida de las plantas y de los animales[11]. La energía, aunque real, es un concepto teórico que nos sirve para explicar las relaciones que observamos en la naturaleza, en la vida de las plantas y animales y en las distintas actividades del ser humano. Se le llamará física, vegetativa, biológica o psíquica según sean los fenómenos que se observan y cuyas relaciones tratan de explicarse, sin que esto determine su naturaleza[12]. Jung consideraba que la energía es la fuente de todos los procesos y manifestaciones psíquicas y es el concepto que nos sirve para explicar sus relaciones, pero le importaba muy poco si es o no una energía específica[13].

---

9 W. Reich, *Función del orgasmo*, pp. 197-198.
10 K. Horney, *New Ways of Psychoanalysis*, pp. 133-146.
11 J. Jacoby, *The Psychology of Jung*, p. 28.
12 Ibid., pp.68-70.
13 Ibid., p. 77.

Para Jung, lo mismo que para Freud, el organismo humano constituye un sistema de energía cerrado en que nada nuevo se produce y en que nada se pierde: la energía es constante según la constitución biológica de cada individuo, pero su distribución es variable, aunque tiende a nivelarse por la diferencia del potencial que existe en distintas partes del organismo[14].

El organismo humano, según Freud, se caracteriza por su polaridad. Jung admite la misma polaridad que Freud pone entre el consciente y el inconsciente. A medida que aumenta la energía en uno de los polos disminuye en el otro[15]. La misma polaridad y las mismas relaciones del consciente y el inconsciente pone Jung entre el pensamiento y el sentimiento, entre la intuición y la observación concreta y otras actividades mentales.

Los trastornos mentales, que para Freud se deben a la sobrecarga de energía bloqueada por la represión, para Jung se deben a la falta de energía en uno de los diversos polos de su sistema. Si se desarrollan excesivamente las funciones del pensamiento se debilitan las del sentimiento; lo mismo se puede decir de las otras funciones y actividades de polos opuestos. El resultado de este desequilibrio será que cuando el nivel de la energía haya bajado demasiado en uno de los polos, habrá una irrupción sorpresiva de energía hacia el polo debilitado por la diferencia de potencial. Esta sobrecarga produce una actividad exagerada e inusitada que el individuo no está acostumbrado a manejar. Por ejemplo, el problema emocional de un filósofo o de un matemático que hayan descuidado la expresión de los sentimientos, será un sentimentalismo exagerado que no sabrán manejar[16].

A diferencia de Freud, Jung considera que los sueños, la imaginación, los síntomas neuróticos e incluso la psicosis tienen un aspecto positivo y educativo. No son el resultado de una energía sin control que hizo pensar a Freud en el instinto de muerte, sino efectos de la falta de energía en alguna de las funciones humanas, y por tanto son señales o signos para atender esas funciones descuidadas. La terapia junguiana consiste no en cortar esos brotes desordenados, sino en atender esas señales que se repiten en los sueños y fantasías, y que sirven de guía indicándonos el camino a seguir para integrar constructivamente todo lo que somos[17].

LA ENERGÍA SEGÚN WILHELM REICH

Reich expresa sus ideas respecto a la energía en dos obras muy importantes escritas en su juventud y durante el periodo de su adhesión a la teoría psicoanalítica y su

---

14 *Ibid.*, p. 70.
15 *Ibid.*, p. 71.
16 *Ibid.*, p. 72.
17 En la exposición del pensamiento de Jung he seguido la obra de Jacoby, cuya primera edición apareció en 1943 con una breve introducción por Jung en la que reconoce que la exposición de J. Jacoby representa con fidelidad su propio pensamiento. Cfr. J. Jacoby, *The Psychology of Jung*.

pertenencia a la Sociedad Internacional Psicoanalista. La primera de estas obras, escrita en 1927, lleva por título *La función del orgasmo* y el mismo nombre indica su interés en explicar aún mejor el pansexualismo de Freud hablando constantemente de la energía sexual como si fuera el motor de toda la actividad humana. Después de la muerte de Freud en 1939 cambia de modo de pensar y añade, en 1945, notas y aclaraciones que hacen difícil de entender la exposición de sus ideas y conceptos, por la contradicción entre el texto original y las notas que añade en la segunda y tercera edición.

La otra obra importante para nuestro propósito es *Análisis del carácter*, escrita en 1930. En ella define el carácter por las actitudes psíquicas del individuo y por sus tensiones y distorsiones somáticas a las que llama "coraza muscular". En 1949, en la tercera edición del libro, añade notas que aclaran su pensamiento posterior pero que difieren de lo que expone el texto. A lo largo de estas obras Reich habla constantemente de la energía sexual siguiendo la terminología de Freud, aunque haciendo hincapié en su origen y conexión somática. En algunos lugares la llama también energía psíquica, en otros la considera eléctrica y finalmente, en las notas y aclaraciones de la segunda edición de *La función del orgasmo*, la llama bioeléctrica. Sin embargo, teniendo en cuenta la enorme diferencia que existe en la conducción de la energía eléctrica y la bioeléctrica por los nervios y fluidos vegetativos, llamó a ésta última "orgona". Esta energía se difunde por todas las células y órganos del cuerpo pero con distinta intensidad. También llama a esta energía "cósmica" porque considera que está difundida por todo el sistema solar, y menciona que es lo que da un color azul al cielo despejado y un color gris azulado a las montañas lejanas en el verano[18].

Según Reich, el organismo viviente contiene *energía orgónica* en cada una de sus células y sigue cargándose orgónicamente de la atmósfera mediante el proceso de la respiración. La orgona energetiza los tejidos vivos, en especial los corpúsculos rojos de la sangre[19]. Dice también que, a diferencia de la energía electromagnética, aquélla se transmite exclusivamente por medio de materias orgánicas no conductoras[20].

Como puede verse por estas citas, Reich difiere de Freud y de Jung, quienes consideraban el organismo humano como un sistema de energía cerrado donde nada se crea y nada se pierde. Según Reich, el organismo humano está dotado al nacer de una cantidad determinada de energía, pero ésta se puede aumentar por mecanismos internos y por estimulación externa del entorno cósmico y social. Sostiene que en el organismo humano la energía se produce de varias formas:
 a) Por el proceso del metabolismo biológico y la combustión de los alimentos mediante el oxígeno.
 b) Por la respiración, que además de suministrar el oxígeno para la combustión de los alimentos, permite la absorción de la energía cósmica, en diferente can-

---

18 Reich, *Función del orgasmo*, p. 290.
19 *Ibid.*, p. 291.
20 *Ibid.*, p. 292.

tidad según sea la respiración profunda o superficial y la limpieza o contaminación del ambiente que nos rodea.
c) Por la fricción de dos cuerpos, especialmente en el acto sexual y en las caricias que la madre hace al hijo pequeño.
d) Por la acción de los sistemas vegetativo, sanguíneo y linfático[21].

El movimiento básico de la energía es la pulsación que se manifiesta en dos funciones opuestas: la expansión y la contracción, que se efectúan por la corriente del plasma del centro a la periferia –expansión– y de la periferia al centro –contracción–. Estos movimientos básicos los identifica Reich con el *Id* de Freud, dándoles naturalmente un fundamento somático y tangible[22]. La percepción o representación mental de estos movimientos somáticos constituyen, según Reich, el *ego* de Freud. Así que los sueños, la imaginación, las emociones y el mismo pensamiento corresponden con la percepción del flujo y dirección de la energía bioeléctrica. Reich escribe: "La energía biológica se manifiesta en funciones físicas, fisiológicas y emocionales. Las funciones biológicas de los procesos psíquicos son la expresión de una energía física de origen cósmico"[23]. Dice también que "la intensidad de una idea depende de la cantidad de la excitación somática con la cual está vinculada. Las emociones se originan de los instintos, en consecuencia, en la esfera somática"[24].

Los procesos psíquicos y los somáticos no son independientes. La cualidad de una actitud psíquica depende de la cantidad de la excitación somática subyacente. La energía activa no sólo lo somático sino también lo psíquico. Las leyes biológicas pueden aplicarse al aspecto psíquico, pero no a la inversa como lo hacía Freud y de lo cual lo acusa[25].

Según Reich, los impulsos corrientes de energía biológica serán placenteros si van del centro a la periferia y se manifiestan por la expansión producida por el sistema parasimpático; serán desagradables si van de la periferia al centro por la contracción de partes del organismo producida por el sistema simpático. El movimiento biológico de expansión irá acompañado de una sensación de placer o satisfacción debido a la descarga de la energía que le ha dado origen, pero si ese impulso expansivo encuentra un obstáculo en la musculatura, la energía correspondiente se vuelve al centro produciendo sensaciones de dolor, tristeza y depresión, o se desvía lateralmente dando origen a impulsos secundarios y actividades que no son las que corresponden al impulso inicial, por eso las llama síntomas nerviosos o neuróticos[26].

Éste es el mecanismo básico del sistema reichiano que puede aplicarse a todo tipo de impulsos, emociones y actividades humanas que brotan de las tendencias naturales del hombre, o de los instintos según la terminología de Freud, o de los impul-

---

21 Reich, *Character Analysis*, p. 228.
22 Reich, *Character Analysis*, 3ª. ed., p. 304 (Notas de 1945).
23 Reich, *La función del orgasmo*, Prefacio a la 2ª. ed.
24 *Ibid.*, p. 81
25 Reich, *Character Analysis*, pp. 207-208.
26 *Ibid.*, pp. 223-225

sos biológicos de que habla Reich. Este último apunta tímidamente aquí y ahí otros impulsos además de los sexuales, como la ira, la agresividad y el miedo; pero a lo largo de estos dos libros antes mencionados concreta su atención casi únicamente en la actividad sexual suponiendo la existencia de la energía exclusivamente sexual que postulaba Freud y cuya existencia niega el mismo Reich en las notas y aclaraciones que añade a estos libros en la segunda edición.

Haré ahora una breve exposición de estas obras porque sirven de modelo para el estudio de la relación psíquica y somática de otros impulsos y emociones, que después desarrollará Alexander Lowen, aunque él ya sin la obsesión por lo sexual, y sin la exclusividad de los postulados teóricos de Freud que Reich repite con la lealtad del discípulo en 1927 y 1930.

El punto central de *La función del orgasmo* es lo que Reich lama "economía sexual". Ésta consiste en el balance de la cantidad de energía "sexual" y la descarga completa de la misma en el "orgasmo perfecto", que no es lo mismo que eyaculación o clímax. Cuando en el individuo ha habido represiones por aspectos religiosos, sociales o culturales, que se han introyectado y reprimen los impulsos sexuales, por el dinamismo interno que Freud y Reich llaman *superego*, habrá un exceso de energía sexual que Reich llama "estasis". Esta energía reprimida y no descargada produce ansiedad y tensiones musculares. El individuo busca entonces el modo de aliviar esta ansiedad y tensión de diversas formas:

a) Por medio de actividades inadecuadas, formaciones reactivas o síntomas neuróticos.
b) Impidiendo la respiración profunda para disminuir la carga de energía.
c) Creando una coraza muscular para cortar el flujo de la energía e impedir la expresión del impulso primario.

Con todo, este balance neurótico es precario porque no descarga toda la energía bloqueada; aunque los síntomas neuróticos disminuyen un poco la ansiedad, siguen reforzándose al mismo tiempo que la coraza muscular se va endureciendo cada vez más; en realidad, no quitan la "estasis" o exceso de energía bloqueada. Cuando el desequilibrio entre carga y descarga de energía es mayor, se producen fenómenos psicóticos como la paranoia, la despersonalización y la esquizofrenia[27].

¿Cómo resolver estos problemas por medio de la terapia? Freud usaba el método de la asociación libre y la interpretación de las transferencias con lo que el paciente, con ayuda del analista, se daba cuenta de la conexión entre sus síntomas y los instintos sexuales reprimidos. Para Reich esto no es suficiente y muchas veces produce sólo intelectualizaciones que no resuelven los problemas porque no liberan la energía atrapada en los síntomas y la coraza muscular. Lo que se hace consciente en la terapia freudiana es sólo el significado o el contenido de ideación del síntoma. Hablando dinámicamente el proceso de concienciación trae un poco de alivio emocional de la tensión conectada con el síntoma y hace innecesaria toda la represión que antes se usaba. Pero estos procesos sólo producen un cambio mínimo en la fuente de

---

27 Cfr. Reich, *La función del orgasmo* y *Character Analysis*, pp. 416-442.

la energía del síntoma del carácter neurótico de que se trata, porque, a pesar de tener conciencia del significado del síntoma, la estasis libidinal perdura[28].

El fin de la terapia, según Reich, debe ser la liberación de la energía gastada en la manutención de los síntomas y de la coraza muscular a fin de que quede a disposición de la función sexual. Habrá orgasmo perfecto cuando haya descarga completa de toda la energía atrapada antes en síntomas neuróticos y en la coraza muscular, lo que no se obtiene de la noche a la mañana[29].

La terapia no debe ser un simple intercambio verbal e intelectual ni un historial clínico de las experiencias traumáticas que se remonte hasta los primeros años; el solo recuerdo de estas experiencias poco o nada sirve, según Reich; lo importante es vivenciar esas experiencias y liberar la energía atrapada con la terapia activa y técnicas físicas; lo que se ha llamado después vegetoterapia y masaje reichiano[30].

Como durante el masaje reichiano suelen venir a la memoria los recuerdos y experiencias que dieron origen a las tensiones somáticas y a la coraza muscular, desde 1950 la terapia reichiana ha insistido más en la terapia física que en el análisis verbal. Como veremos más adelante, Lowen vuelve a insistir en la correlación del problema psíquico y las distorsiones musculares.

LA ENERGÍA SEGÚN ALEXANDER LOWEN

En 1940 el doctor Alexander Lowen asistió a los cursos y seminarios que Reich daba en Nueva York; en 1941 empezó su terapia y formación en Análisis vegetoterapéutico, como entonces se llamaba la terapia de Reich, y en 1946 inició, con el consentimiento de su maestro, sus prácticas con este método terapéutico. En 1947 partió a Suiza para proseguir sus estudios en medicina y psiquiatría. Al regresar a Estados Unidos, en 1952, se dio cuenta que el círculo que rodeaba a Reich lo idealizaba hasta el punto de repetir sus teorías sin discutirlas y que Reich, en su trabajo terapéutico, hacía más hincapié en el trabajo somático que en el análisis de los problemas psicológicos de los pacientes. Por estas razones decidió mantenerse alejado de esta corriente y se asoció a otros colegas y amigos, especialmente al doctor John Pierrakos, con quienes continuó discutiendo las ideas que había recibido de Reich y estudiando más a fondo la solución de los problemas psicológicos del grupo y sus expresiones o tensiones somáticas. En 1956 fundó, con el doctor Pierrakos, el Instituto de Análisis Bioenergético en Nueva York.

En su primer libro, *Physical Dynamics of Character Structure*, escrito en 1958, –después se reimprimió con el título de *Language of the Body*– Lowen reconoce su dependencia de Reich tanto en sus ideas respecto a la energía como en la relación de los pro-

---

28 Reich, *Character Analysis*, p. 14.
29 *Ibid.*, pp. 126-128.
30 *Ibid.*, pp. 301-310.

blemas psicológicos con su expresión en restricciones somáticas. Escribe: "El hombre a quien se debe primeramente el haber ensanchado y extendido la finalidad de la técnica analítica incluyendo la expresión y actividad física del paciente fue Wilhelm Reich. Aunque uno difiera del trabajo de Reich en sus últimos años, este desarrollo constituye una de las mayores contribuciones que se han hecho a la psiquiatría"[31].

Una de las ideas que Lowen recibió de Reich fue la referente a la energía: "Si se reconoce la unidad funcional entre el carácter y el tipo de rigidez muscular, resulta imperativo encontrar su raíz común, y ésta no es otra que el concepto de los procesos de la energía"[32].

Freud inició su trabajo terapéutico sobre todo con pacientes histéricos y neurasténicos, explicando sus padecimientos por la conversión de grandes cantidades de energía psíquica en síntomas somáticos[33], pero nunca pudo explicar cómo se hacía esa conversión. Reich trató de resolver el problema no aceptando más que una sola energía que se manifiesta igualmente en fenómenos psíquicos y somáticos sin postular la conversión de unos en otros. Esto lo explica claramente en las notas que añadió en 1945 y 1949 a la segunda y tercera edición de *La función del orgasmo* y *Análisis del carácter*, respectivamente, de las que ya hemos hablado, y en las que menciona la relación de los fenómenos psíquicos y las manifestaciones somáticas correspondientes al carácter actitudinal y al carácter muscular, pero sin extenderse en este importante punto de sus innovaciones. Esto es precisamente lo que Lowen se propone hacer en su primer libro: "La finalidad de este libro es extender el principio del 'análisis desde abajo' [del que había escrito S. Ferenczi en 1925] y facilitar a todos los analistas la comprensión de los procesos somáticos y dinámicos, que sirven de base a los fenómenos psíquicos que se observan durante el análisis"[34].

Desde el principio, Lowen declara explícitamente que no hay más que una sola energía como quiera que se le llame: "para no enredarnos en términos místicos consideramos la energía como un fenómeno físico capaz de ser medido. Seguimos también la ley de la física de que toda energía es intercambiable y asumimos, de acuerdo con las ideas modernas en física, que todas las manifestaciones de la energía pueden reducirse, como eventualmente se hará, a un solo denominador común. Para la finalidad de este libro no importa conocer la forma final de la energía básica. Trabajamos con la hipótesis de que en el cuerpo humano sólo hay una energía fundamental que se manifiesta en fenómenos psíquicos, emocionales y somáticos"[35]. La energía en el organismo humano proviene de la unión de los electrones con el oxígeno mediante el proceso de fosforización en la combustión de los alimentos[36].

Como Reich, Lowen sostiene que la función básica de la energía en el organismo humano es la pulsación biológica que se manifiesta en la expansión que efectúa el

---

31 Lowen, *Language of the Body*, Prefacio.
32 *Ibid.*, p. 17.
33 Freud, *Collected Papers*, vol. 1, p. 65.
34 Lowen, *Language of the Body*, p. 20.
35 *Ibid.*, p. 18.
36 Lowen, *Betrayal of the Body*, p. 144.

sistema parasimpático y la contracción producida por el sistema simpático. Escribe: "Dos funciones regulan la vida vegetativa del organismo, a saber, la expansión y la contracción. Se identifican en la función común de la pulsación que es una de las cualidades de todos los organismos vivientes. En el aspecto somático, como demostró Reich, la expansión y la contracción ocurren como procesos fisiológicos relacionados con la actividad de los sistemas nerviosos parasimpático y simpático y en la acción de ciertos grupos de iones. En el aspecto psíquico, la expansión biológica se percibe como displacer"[37].

Lowen y Reich también coinciden en que el organismo humano es un sistema de energía abierto en el cual la energía puede aumentarse y disminuirse. Se aumenta por los procesos internos antes mencionados y por la excitación que producen los estímulos ambientales: cielos despejados, aire puro y cercanía de personas llenas de vitalidad y entusiasmo, especialmente la madre durante los primeros años. Se disminuye por mecanismos contrarios: una respiración superficial que disminuye la cantidad de oxígeno que se recibe y baja el nivel del metabolismo del cuerpo, y por un ambiente contaminado y deprimente física o socialmente[38]. Reich había hablado antes de la importancia del equilibrio entre carga y descarga de la energía; lo que él llamó "economía sexual" reduciéndola a la actividad sexual en el texto de los libros que hemos estudiado antes. Pero ya vimos en la sección anterior que esta limitación no coincide con las notas que él mismo añadió a sus libros en la segunda edición. Lowen, por el contrario, es claro y explícito en este sentido. Escribe: "Vista la libido como energía o fuerza física no debe limitarse a la sexualidad; debe concebirse como energía vital, tal como la consideró Jung, porque sirve para todas las necesidades del organismo: sexuales, motrices y sensoriales. Lo que determina la naturaleza del impulso y del sentimiento es la dirección que sigue la energía y el órgano por donde se descarga. Cuando la energía fluye hacia la cabeza produce actividades cuya finalidad principal es aumentar la misma energía. Por ejemplo, los brazos se extienden para abrazar y asegurar una fuente de energía y la boca se abre para mamar y deglutir. Cuando la energía fluye hacia abajo vigoriza principalmente las funciones de descarga; la actividad sexual es el mejor ejemplo"[39].

Para Lowen, la energía en el organismo humano debe estar anclada en dos polos, a saber, la cabeza y los genitales, y debe fluir igualmente a uno y otro polo partiendo de un punto en la región abdominal que los orientales llaman "hara". Cuando la energía fluye más hacia uno de los polos habrá trastornos emocionales y actividades y conductas extremas, como había apuntado Jung y como explica Lowen con más detalle al describir los distintos tipos o caracteres bioenergéticos. Además, debe haber en uno y otro polo un depósito de energía –*reservoir*– a fin de que las actividades correspondientes a ese polo se ejecuten con orden y suavidad. Cuando ese depósito de energía es más grande, de lo ordinario se notará en el individuo compulsivi-

---

37 Lowen, *Language of the Body*, p. 43.
38 *Ibid*, pp. 147-150.
39 Lowen, *Depression and the Body*, p. 292.

dad tanto en su expresión sexual como en las conductas restantes. Lowen llega a pensar que el mayor desarrollo intelectual y la mayor actividad sexual que tiene el hombre sobre los animales se deben precisamente al mayor depósito de energía que tiene el hombre en la cabeza y en los glúteos[40].

La energía de la cabeza está relacionada con la energía de la pelvis si no hay obstáculos que impidan su flujo natural de uno a otro polo. "Tanto la teoría como las observaciones clínicas convienen en que la función de la realidad es igual cuantitativamente en ambos extremos aunque las acciones de ambos polos difieren cualitativamente. Un individuo mostrará una actitud idéntica tanto en su modo de pensar como en su modo de expresar la sexualidad"[41]. Con todo, dice él, las actividades de la parte superior del cuerpo tienen un toque de espiritualidad mientras que las actividades de la parte inferior son más bien carnales. Pero si las actividades intelectuales no corresponden en intensidad a las actividades sexuales de descarga de la parte inferior o viceversa, ambas resultan estériles y evasivas porque no participan por igual de la energía general. Según Lowen, la espiritualidad de una persona será tan grande como su sexualidad si es genuina[42]. La razón que da es que la energía se origina en los procesos del *Id* o en el sistema autónomo, y si el flujo de estos procesos está bloqueado, la actividad psíquica superior será deficiente[43].

Lowen, como Reich, supone que el flujo de energía a lo largo del eje longitudinal –cabeza/genitales– puede estar obstaculizado por restricciones en distintas partes del cuerpo[44]. Reich señala siete puntos de restricción: ojos, boca, cuello, hombros, pecho, diafragma y cintura; Lowen acepta estas restricciones: pero en su trabajo bioenergético se fija preferentemente en las constricciones del cuello y la cintura, que así como pueden acelerar el flujo de energía a la cabeza y a los genitales lo pueden también obstaculizar[45].

En su trabajo bioenergético, Reich y Lowen han tratado de observar dónde están las tensiones y restricciones que obstruyen o limitan el flujo de la energía en el cuerpo de sus pacientes, dejando algunas partes recargadas y otras sin la energía suficiente para la expresión normal de los sentimientos y actividades correspondientes. A partir de ahí, describen los tipos o caracteres humanos desde el punto de vista bioenergético.

Reich describe ampliamente sólo dos tipos: el genital y el neurótico. El genital tiene economía sexual, o sea, equilibrio entre la carga y la descarga sexual y, por tanto, no tiene energía bloqueada que alimente actitudes neuróticas y síntomas somáticos. En cambio, el neurótico obstruye el flujo sexual con tensiones y restricciones que se endurecen formando una coraza muscular cuando son crónicas. La

---

40 Lowen, *Language of the Body*, p. 69.
41 *Ibid.*, p. 66.
42 Lowen, *Depression and of the Body*, p. 317.
43 Lowen, *Language of the Body*, p. 69.
44 *Ibid.*, p. 149.
45 *Ibid.*, p. 59.

energía bloqueada se vuelve al centro del organismo y produce ansiedad continua que el individuo trata de disminuir por medio de síntomas neuróticos. El mismo Reich confiesa, sin embargo, que estos tipos así descritos son ideales. En la realidad no hay persona alguna que carezca de bloqueos por las restricciones culturales y sociales a que estamos todos sujetos en la sociedad moderna[46].

Lowen enumera y describe en sus distintos libros los siguientes tipos o caracteres bioenergéticos: esquizoide, oral, masoquista, psicópata y rígido, que explicaré detalladamente más adelante.

El esquizoide tiene un cuerpo estrecho y apretado con mucha fuerza muscular que sólo usa para reprimir todos los impulsos. Con todo, esa energía reprimida puede estallar si la represión es demasiado fuerte. Las tensiones musculares las siente en todas las coyunturas, especialmente en la base del cráneo y en la región donde la columna vertebral está ligada a la pelvis; la cara parece como máscara sin vida y los ojos no tienen expresión alguna. Por la represión muscular que rodea toda la periferia, la energía se vuelve hacia el centro del organismo. El esquizoide puede percibir esos movimientos de la energía y supone que algo se trama contra él a sus espaldas. Correlativamente a esta represión física de la energía y la constricción de su flujo, especialmente en la cintura, el esquizoide muestra una personalidad dividida disociando el pensamiento y los sentimientos. Lowen atribuye estos fenómenos físicos y psíquicos al rechazo y hostilidad de la madre al nacer el niño, de tal manera que éste siempre siente que se atenta contra su vida y bienestar. Sus mismos sueños resultan pesadillas en que su vida está siempre rodeada de peligros fantásticos que aumentan su terror primario[47].

El tipo oral es un tipo débil emocional y somáticamente. Su cuerpo es alargado, con una musculatura débil. La energía fluye del centro a la periferia, pero no es abundante y la corriente es más hacia la parte superior y la cabeza que a los genitales y piernas. La parte inferior de su cuerpo es más débil que la superior. Es un niño grande que anhela constantemente atención, ayuda y cariño de los demás. Se cansa fácilmente y carece de constancia y perseverancia para realizar lo que quiere porque espera como niño que le venga de fuera lo que desea. Su respiración es superficial y su contacto con el mundo que lo rodea es tímido e inseguro, privándose así de cargar la energía que le falta. Lowen atribuye todo esto a la privación de una madre cariñosa sea por ausencia prolongada, por muerte o por tener demasiado trabajo ya sea en casa o fuera. Por ese abandono o descuido primario de la madre, el tipo oral no pide ni busca lo que necesita por temor de ser rechazado[48].

El tipo masoquista da la apariencia de un caballo percherón: cuerpo corto y fuerte, cuello corto y ancho, tórax muscular y fuerte, piernas gruesas que parecen columnas, pero pesadas y sin movimiento fácil. El masoquista está lleno de fuerza y energía, pero las tiene embotelladas; se siente atrapado y a punto de estallar. La causa la

---

46 Reich, *Character Analysis*, p. 165.
47 Lowen, *Bioenergética*, pp. 150-155.
48 Lowen, *Language of the Body*, pp. 172-192.

atribuye Lowen a los cuidados excesivos y a las restricciones exageradas de los padres, especialmente de una madre dominante que impone su voluntad a la fuerza aplastando toda resistencia de parte del niño o haciéndose la víctima para obligar al niño a doblarse con sentimientos de culpa. El masoquista ha aprendido a humillarse y sujetarse externamente doblando la espalda y metiendo el trasero como perro con la cola entre las patas, pero interiormente está lleno de resentimiento y negatividad. Las tensiones somáticas se encuentran principalmente en la garganta y en el ano de tal manera que el masoquista habla con quejas continuas y defeca con esfuerzo[49].

El psicópata tiene la parte superior del cuerpo fuerte y bien desarrollada, pero la parte inferior –pelvis y piernas– es tan débil como la del oral por la constricción de la cintura que impide el flujo de la energía hacia abajo. Los ojos del psicópata son penetrantes y desconfiados y están al acecho de lo que pasa alrededor. Su mayor temor es que se aprovechen de él. Carece de seguridad interna por lo que se esfuerza constantemente por sujetar servilmente y dominar a otros a fin de tener la ilusión de fuerza. Por eso niega todo sentimiento y hace alarde de fuerza incluso en la actividad sexual. El psicópata, según Lowen, de pequeño sintió violada su dignidad por la seducción solapada de uno de sus padres. Al crecer trata de desarrollar la parte superior de su cuerpo para poder sujetar y abusar de otros como lo hicieron sus padres con él. El representante del psicópata es Don Juan[50].

El tipo rígido tiene un cuerpo bien desarrollado y lleno del vitalidad y energía en todos los puntos de contacto: cara, especialmente los ojos, brazos, piernas y genitales, pero carece de libertad de entrega y de descarga. Tiende al narcisismo por sus mismas cualidades físicas. Su estructura semeja a un tubo rígido cargado de energía especialmente en sus extremidades por lo que el rígido se muestra frecuentemente obstinado en su modo de pensar y compulsivo en su sexualidad y en toda su conducta, ahogando toda expresión de sentimientos y amor. La causa la pone Lowen en la frustración que tuvo cuando niño al expresar amor a sus padres y no recibir respuesta ni reciprocidad. Sus tensiones se encuentran principalmente en el cuello siempre erguido y en los músculos extensores y flexores[51].

¿Tiene Lowen pruebas objetivas para hacer estas conexiones entre las actitudes típicas de un carácter determinado y las constricciones y tensiones somáticas que constituyen la coraza muscular? Él mismo confiesa que no existen tales pruebas por las que queden eliminados otros posibles factores que pudieran haber causado la correlación de tales fenómenos psíquicos y somáticos[52]. Afirma, sin embargo, haber observado tales conexiones en su práctica bioenergética por el análisis de los problemas de sus pacientes y la observación de su cuerpo. El terapeuta que quiera confirmar o refutar estas conexiones que las tome como hipótesis y observe imparcial y cuidadosamente los problemas de sus pacientes y las expresiones corporales que

---

49 *Ibid.*, pp. 163-166.
50 Lowen, *Bioenergética*, pp.158-162.
51 *Ibid*, pp. 166-169.
52 Lowen, *Depression and the Body*, p. 293.

muestran. Además, puede usar el masaje reichiano profundo y los ejercicios bioenergéticos que describe y ha experimentado Lowen[53], y ver cuál es el resultado al atacar el problema psíquica y somáticamente siguiendo las pautas que apunta Reich y que describe Lowen con más amplitud. Personalmente, yo he visto confirmadas muchas de estas afirmaciones de Lowen en mi terapia bioenergética, tanto como paciente como terapeuta. Escribiré sobre mis observaciones y los tipos bioenergéticos con más amplitud y detalle en capítulos posteriores.

Respecto a las causas primarias de la formación actitudinal y del carácter muscular, me parece que Lowen, como otros muchos analistas, echan mano rápidamente de postulados y explicaciones freudianos de supuestas privaciones, violaciones, inhibiciones y restricciones en los primeros años de la vida sin hacer mucho caso de las experiencias positivas y negativas que el individuo ha tenido en su juventud y durante el resto de su vida[54].

La terapia bioenergética, basada en el análisis del problema psicológico y en el aflojamiento o rompimiento de la coraza muscular, ayuda a quitar o modificar notablemente los efectos de cualquier experiencia infantil. Creo que las causas apuntadas por Freud, Reich y Lowen deben tomarse, no como hechos comprobados, sino como hipótesis a confirmar ofreciendo terapéuticamente una experiencia contraria: al oral, atención y amor incondicional, al estilo de Carl Rogers, como padre o madre sustitutos; libertad de aceptar sus sentimientos y seguir su propia dirección al masoquista, sin imponerle más reglas de conducta; reconocimiento y respeto a su unicidad y dignidad al psicópata; libertad e independencia al rígido y reconocimiento al derecho de vivir y ser tal cual es al esquizofrénico. Todo esto parece indicar que aunque las experiencias de la infancia son de una importancia tal que dejan huella y pautas inconscientes en el modo de pensar y obrar del adulto, lo mismo que se ven marcas somáticas debidas a un parto difícil, sus efectos no son determinantes en el resto de la vida si el individuo encuentra experiencias contrarias posteriormente, tanto en terapia como en sus relaciones normales con las personas que lo rodean. Naturalmente que si las experiencias posteriores vienen a reforzar e intensificar el rechazo, el abandono, las restricciones y violaciones de la infancia, la coraza muscular y emocional que el individuo ha desarrollado para su defensa se hará más difícil de romper.

---

53 A. Lowen y L. Lowen, *The Way to Vibrant Health*.
54 Cfr. Gordon Allport, *Personality: A Psychological Interpretation*, p. 13.

El carácter en bioenergética

2

INTRODUCCIÓN

Antes de hablar de lo que Wilhelm Reich y Alexander Lowen entienden por carácter y de los tipos bioenergéticos correspondientes a un carácter determinado, es preciso hacer una breve exposición de las definiciones que los filósofos, psicólogos y caracterólogos han dado del carácter para que se entienda mejor la posición de Reich y de Lowen dentro de este cuadro general.

Unos definen el carácter bajo el aspecto somático y otros bajo el aspecto psicológico. Entre los primeros es conocida la posición de Galeno que, siguiendo a Hipócrates, definía el carácter por el humor prevaleciente en el cuerpo y el elemento cósmico que más influencia tenía en su desarrollo; así, distinguía el carácter sanguíneo en que predomina la sangre y el elemento aire, el carácter bilioso por la acumulación de la bilis y la influencia del elemento fuego, el carácter melancólico por la influencia de la atrabilis y el elemento tierra y, finalmente, el carácter flemático por la abundancia de pituita y el elemento agua. Esta definición y división del carácter sólo tiene ahora un valor histórico, aunque actualmente existe en Francia un grupo de médicos que, basándose en los cinco elementos chinos tradicionales: fuego, tierra, metal, agua y madera, empiezan a definir el carácter por el elemento que predomina en la constitución del individuo.

Otros autores han definido y clasificado el carácter con base en factores bioquímicos, anatómicos y fisiológicos (E. Kretschmer) o por la influencia del endodermo, mesodermo y ectodermo en el desarrollo del feto (W. H. Sheldon) o por la parte u órgano del cuerpo que mayor actividad tenga en el funcionamiento del organismo, así hablan del carácter cefálico, torácico y abdominal y de caracteres circulatorios y digestivos.

Todas estas definiciones y clasificaciones se fijan en factores genéticos hereditarios o en elementos bioquímicos y endocrinos de la constitución del individuo, y dan una visión estática. El carácter así definido encuentra dificultad para cambiar a no ser por la atrofia o extirpación de algún órgano o glándula, o por la administración de elementos endocrinos y homeopáticos.

Desde el aspecto psicológico, unos han definido el carácter teniendo en cuenta las aptitudes, actividades y funciones que predominan en el individuo. Bajo este aspecto, es notable la clasificación que hizo Hymans en caracteres nerviosos y sentimentales, sanguíneos y flemáticos, coléricos y apasionados, amorfos y apáticos. Se basó en las biografías de 110 hombres ilustres y en encuestas por las que obtuvo 2500 descripciones de personas[1].

Estas y otras descripciones hechas por varios caracterólogos se han hecho por la observación de cualidades, disposiciones y aptitudes y se basan en semejanzas o simples correlaciones. También son estáticas.

A Freud se debe el haberse apartado de estos modos estáticos de definir el carácter y haber iniciado el estudio dinámico del mismo basándose en la influencia que tienen los impulsos biológicos de algún órgano del cuerpo en el modo de ser, sentir y pensar del individuo. Bajo este aspecto, Freud habla del carácter oral, del carácter anal y del carácter genital.

Augustino Gemelli escribe a este propósito: "El camino a seguir para construir una caracterología útil ha sido mostrado por Freud. Freud ha enseñado a los psicólogos que si quieren explicar la actividad psíquica humana no basta seccionarla en sus elementos y fijar sus leyes, sino que es preciso tratar de comprenderla desde su interior investigando cómo una actitud moral, un juicio, una conducta particular están determinadas por algunos hechos o situaciones o estados anteriores"[2].

Con todo, es preciso decir que algunas descripciones que hace Freud de los caracteres antes mencionados sólo se basan en semejanzas de las tendencias personales con las funciones del órgano a que se atribuyen.

W. Reich y A. Lowen establecen en sus escritos sobre el carácter una relación más dinámica entre los fenómenos psíquicos que han observado en sus pacientes y los procesos somáticos de la energía. Pero su objetivo es más modesto que el de los caracterólogos y se limita a presentar la relación que han observado entre los problemas psicológicos y los procesos somáticos de sus pacientes; no intentan definir lo que constituye la personalidad de los individuos.

NATURALEZA, ORIGEN Y FUNCIÓN DEL CARÁCTER SEGÚN REICH

Reich describe el carácter como el modo habitual y fijo de reaccionar del individuo ante situaciones conflictivas parecidas a las que se le presentaron en la infancia, en que el miedo al castigo u otras penas obligaron al niño a disminuir su respiración, tensar su musculatura y limitar su actividad interna y externa para evitar la ansiedad que la expresión libre de sus sentimientos le acarreaba[3].

---

1 Hymans, *Carácter y temperamento*.
2 A. Gemelli y Zunini, *Introducción a la psicología*, 2ª. ed., p. 519.
3 Reich, *Character Analysis*, p. 146.

El ser humano es un organismo biológico, psicológico y social. Los impulsos biológicos de un niño quedan limitados y restringidos por la actitud de hostilidad, desaprobación, castigo o indiferencia de los padres y personas importantes para el niño que actúan como intermediarios de la sociedad, cultura y valores de su tiempo. Ante estos obstáculos a la expresión libre de sus sentimientos, el pequeño reacciona de un modo particular según su constitución biológica, el impulso obstaculizado, la etapa de su desarrollo y el sexo y carácter de la persona que más le presiona[4]. Como estos factores varían en cada caso, el carácter de un individuo es único y distinto de cualquier otro. Con todo, se distinguen caracteres generales, como veremos posteriormente, que corresponden a varios individuos sin que la descripción general corresponda exactamente a cada uno de ellos.

Anteriormente, he apuntado que los caracterólogos han hecho varias clasificaciones del carácter basándose en elementos biológicos, morfológicos y endocrinos o por acumulación de actitudes, disposiciones y valores de los hombres que habían observado. Freud, y especialmente Reich y Lowen, difieren de ellos en que sus clasificaciones se fijan más bien en la raíz u origen de las reacciones del individuo, que después sigue repitiendo en la vida. Hay que reconocer, con todo, que incluso en ellos se observa a veces cierta especulación en la exposición de algunos casos al figurarse que tal o cual modo de reaccionar se debe a tal o cual conflicto de la infancia. Algunas de estas conjeturas se basan en lo que dicen sus pacientes pero otras veces en la proyección de sus propios problemas o en postulados preestablecidos como el complejo de Edipo. De cualquier modo se nota siempre en ellos un empeño sincero de conectar el modo de actuar del adulto con experiencias anteriores. Éste es el punto de vista dinámico que inicia Freud y que Reich y Lowen desarrollan todavía más.

Freud hacía estas conexiones por semejanzas externas entre la actuación del adulto y del niño. Reich da un paso más, sobre todo a partir de 1936, y busca la razón de estas conexiones en la energía biológica y en las restricciones a que están sujetos tanto el niño como el adulto por el medio social[5]. Hay que añadir que, aun cuando las presiones y represiones externas de la infancia hayan cesado, éstas se continúan por el dinamismo interno que Freud llamó *superego*. Según la terminología de Freud, el *id* es modificado por el *ego* y éste queda bajo la constante dictadura del *superego*. Según Reich, éstos son neologismos inventados por Freud para expresar la influencia de los elementos biológicos, psicológicos y sociales que se observan en el hombre. Cómo se hacen estas transformaciones ni Freud, ni Reich, ni Lowen lo saben; sólo apuntan el hecho observado en la terapia. Esto lo confiesa sinceramente Reich en el prefacio a la tercera edición de su libro *Análisis del carácter* hecha en 1949. Ahí mismo apunta que la formación del carácter es anterior a la formación del superego; éste es sólo un dinamismo posterior que lo refuerza y sostiene.

Reich considera el carácter como un mecanismo de defensa psicológico y somático que el individuo desarrolla inconscientemente para hacer frente a los impulsos

---

4 *Ibid.*, pp. 149-150.
5 *Ibid.*, p. 189.

sexuales o de cualquier otra naturaleza y a las presiones que el mundo social le impone, amenazándolo o castigándolo si expresa libremente esos impulsos y sentimientos[6].

Reich también dice que el carácter, lo mismo que los síntomas neuróticos, es una transacción entre los impulsos biológicos y las presiones externas de la sociedad. Bajo este aspecto, se puede hablar del carácter no como un mecanismo de defensa, sino más bien como la solución de un conflicto y la realización inadecuada y disfrazada de los impulsos en la medida más o menos restringida que le permite la sociedad[7].

Afirma también que el carácter es anterior a cualquier síntoma neurótico. El individuo lo considera como parte esencial de su personalidad, mientras que los síntomas neuróticos son posteriores y constituyen una defensa más ante la irrupción de los impulsos en cualquier etapa de la vida, principalmente a partir de la pubertad. Los síntomas parecen al individuo como algo extraño a su persona y, por tanto, son más fáciles de reconocer y remover en la terapia, mientras que el carácter es más difícil de descubrir y modificar. Pero si no se toca y modifica el carácter, se formarán nuevos síntomas que coadyuven al carácter en su defensa contra los impulsos biológicos internos y las presiones externas de la sociedad y las internas del superego[8].

Reich apunta una función más del carácter y de los síntomas neuróticos: la de absorber la energía biológica que no ha sido usada en la expresión de los sentimientos e impulsos, para evitar o disminuir la ansiedad que proviene de la estasis o exceso de energía[9].

Todo esto no difiere mucho de la explicación que da Freud de los síntomas neuróticos. La diferencia está en que Reich supone que el carácter es anterior a los síntomas, que éste influye en la formación de los mismos, por lo que hay una semejanza entre el carácter y los síntomas que se originan para robustecerlo; finalmente, Reich liga toda esta construcción teórica y todos los mecanismos de defensa de que habla Freud a los procesos de la energía biológica. Freud había hablado del inconsciente como asiento de todas las represiones, pero nunca explicó cómo se hace la represión y dónde se encuentra el inconsciente. Reich, en cambio, afirma que la represión se hace por medio de las tensiones musculares que con el tiempo se hacen crónicas e inconscientes y forman una coraza muscular que impide la percepción y expresión de los propios sentimientos y limita la motilidad interna de la energía y la actividad externa del organismo. Reich habla de dos aspectos del carácter: actitudinal y muscular. El aspecto actitudinal del carácter comprende todos los mecanismos de defensa: proyección, racionalización, negación, etcétera; el muscular comprende todas las tensiones crónicas del cuerpo. Ambos aspectos son idénticos funcionalmente y tienen su raíz en la energía biológica, pero es en el carácter muscular, según Reich, donde se encuentra el inconsciente y el resorte dinámico del *superego*; de ahí que para hacer consciente el inconsciente y quitar o disminuir las demandas excesivas del *superego*, es preciso qui-

6 *Ibid.*, p. 44.
7 *Ibid.*, p. 162.
8 *Ibid.*, p. 47.
9 *Ibid.*, pp. 161, 218 y 353.

tar las tensiones de la parte estructural o muscular del carácter con ejercicios bioenergéticos o con masaje, y otras técnicas de las que hablaré más adelante.

El carácter, tanto en su aspecto psicológico o actitudinal como en el muscular, ofrece al individuo una ventaja y muchas desventajas. La ventaja consiste en que por medio del carácter se establece un equilibrio, neurótico si se quiere, entre la carga y descarga de energía, lo que disminuye el conflicto entre los impulsos reprimidos y las restricciones sociales ambientales[10].

Una de las desventajas del carácter consiste en que disminuye la energía, obstruye su flujo natural y produce rigidez psicológica y muscular[11]. Otra desventaja está en que el carácter impide que el individuo se enfrente a las situaciones conflictivas con los recursos que puede tener en el presente, en lugar de repetir inconsciente y automáticamente respuestas que le pudieron ayudar en la infancia, pero que resultan inadecuadas en el conflicto actual[12].

Éstas eran, en resumen, las enseñanzas que Reich impartía en 1940 en sus clases y seminarios en Nueva York a las cuales asistía un joven de 30 años, Alexander Lowen. Para entonces Reich había ya modificado el enfoque exclusivamente freudiano y sexual de sus libros *La función del Orgasmo* y *El análisis del carácter* y dejaba clara su posición respecto a la energía: no es sexual sino biológica, y vitaliza todas las funciones humanas psíquicas y somáticas.

NATURALEZA, ORIGEN Y FUNCIÓN DEL CARÁCTER SEGÚN LOWEN

Lowen difiere muy poco de su maestro Reich en la descripción que hace de la naturaleza, formación y función del carácter, como se podrá apreciar en las citas anotadas. Para Lowen, el carácter tiene también dos aspectos: uno psicológico y otro somático o muscular, y lo define como una forma fija y estructurada con que el individuo reacciona ante situaciones conflictivas parecidas a las de la infancia en su búsqueda de placer, amor y seguridad[13]. Teniendo en cuenta el aspecto somático, el carácter es la estructura muscular, rígida, crónica y, generalmente, inconsciente que bloquea o limita el flujo de la energía[14]. Bajo el punto de vista psicológico, el carácter consiste en una actitud psíquica o un sistema de mecanismos de defensa que el individuo usa para protegerse de sus impulsos, o mejor dicho, de las consecuencias punitivas que la expresión de sus sentimientos y la realización de sus impulsos le acarrea en su familia y en la sociedad[15].

---

10 *Ibid.*, p. 162.
11 *Ibid.*, p. 151.
12 *Ibid.*, p. 185.
13 Lowen, *Language of the Body*, p. 121.
14 Lowen, *Bioenergetics*, p. 137.
15 *Ibid.*, p. 151.

La formación del carácter se efectúa por la interacción de la parte psicológica y biológica del individuo o, según la terminología de Freud, por un proceso dialéctico entre el *ego* y el *id*. El *ego* del niño reacciona ante las amenazas del medio familiar y social limitando su energía y reprimiendo sus impulsos. La limitación de la energía biológica y la represión de los impulsos coarta la actividad interna y la motilidad de los músculos. Cuando esta limitación perdura por varios años, por las constantes amenazas y castigos del medio ambiente, se hace inconsciente y queda incrustada en los músculos haciéndolos rígidos. Freud había descrito el hecho de la represión con una expresión poética diciendo que el *ego* echaba al inconsciente los sentimientos inaceptables, cerraba la puerta y tiraba la llave, pero no había explicado cómo se hacía ese encarcelamiento en el inconsciente de los sentimientos e impulsos reprimidos. Reich y Lowen, en cambio, explican el fenómeno de la represión por la contracción del organismo y el endurecimiento y rigidez de los músculos contraídos[16].

Pero el proceso dialéctico no termina aquí. El organismo contraído, la coraza muscular, el *soma* con su energía limitada, tiene, por contrapartida, una influencia sobre la *psique* –el *id* sobre el *ego*– determinando, limitando o distorsionando las funciones psíquicas del individuo: las emociones, el pensamiento, las fantasías, las ilusiones y hasta los ideales del adulto y robusteciendo al mismo tiempo los mecanismos de defensa de que hablaba Freud[17].

Sin embargo, el carácter, con sus limitaciones, restricciones y compensaciones, psíquicas y biológicas, tiene un aspecto positivo para el individuo, a saber, produce un equilibrio, aunque precario, entre la carga y la descarga de la energía, de tal modo que el individuo siente menos ansiedad porque se reduce la estasis o exceso de energía flotante[18].

Si por la creciente carga de energía, mediante estimulación externa o a partir de la pubertad por estimulación interna, el carácter establecido no alcanza a mantener el equilibrio preestablecido, el organismo utiliza la energía excedente en la formación y sostenimiento de síntomas neuróticos que coadyuven al restablecimiento del equilibrio anterior[19]. Con todo, las reacciones caracterológicas, ya incrustadas en el sistema autónomo, son percibidas por el sujeto como parte integral de su persona, mientras que los síntomas neuróticos se perciben como algo extraño y advenedizo[20].

Lowen, lo mismo que su maestro Reich, repite constantemente que las funciones psíquicas disfrazadas y distorsionadas por los mecanismos de defensa corresponden a idénticas tensiones somáticas y musculares ya que la *psique* y el *soma* constituyen una sola unidad dinámica. No se trata de dos relojes sincronizados e independientes como postula el dualismo filosófico, sino de dos manifestaciones de la misma energía biológica. Las funciones psíquicas y somáticas serán adecuadas cuando no exis-

---

16 *Ibid.*, p. 144.
17 *Ibid.*, p. 264.
18 *Ibid.*, p. 15.
19 *Idem*.
20 Lowen, *Language of the Body*, p. 130.

tan restricciones ni disfraces, pero serán igualmente limitadas y restringidas cuando la expresión libre de sí mismo esté coartada por las restricciones reales del mundo externo o por las mismas restricciones internalizadas en el *superego*[21].

Es evidente que tanto Reich como Lowen se apoyan en las profundas y certeras intuiciones de Freud expresadas en los conceptos del *id, ego y surperego,* pero van más allá buscando una base más realista, tangible y demostrable de estas simbolizaciones personalizadas. Es claro que los impulsos biológicos del *id* son modificados por la actividad psíquica del *ego,* estableciendo una transacción entre las fuerzas biológicas y las presiones sociales. El resultado es el carácter o modo habitual de reaccionar del individuo ante situaciones conflictivas, pero el resultado de este conflicto y de esta transacción queda inscrito en la estructura muscular de tal modo que para modificarlo no basta analizar intelectualmente los mecanismos de defensa; es preciso también relajar las tensiones crónicas de la coraza muscular.

El concepto del carácter, tal como lo explica Lowen, tiene una semejanza muy notable con la exposición que hace Hans Selye del *stress.* El *stress* para Selye es producido por la aplicación de una fuerza externa a un organismo y por la reacción de éste a esa fuerza. Selye describe tres etapas de esta reacción: la primera es una reacción violenta del organismo para librarse de esa presión. Si la presión persiste y el organismo no puede escapar de ella, su segunda reacción es de adaptación para hacer el conflicto menos penoso. Ésta es la etapa que corresponde a la formación del carácter según Lowen. El organismo limita su energía y sus movimientos internos y externos para adaptarse a la presión. Si el conflicto continúa y la presión aumenta, viene finalmente el agotamiento que lleva a brotes psicóticos o a la misma muerte[22]. Lowen hace resaltar una influencia notable del carácter en algunos fenómenos psíquicos como los sueños, las fantasías, las ilusiones y hasta los ideales del individuo. Según Lowen, estos fenómenos tienen una relación interna con el carácter a manera de compensación por las restricciones, privaciones y frustraciones de la infancia. Como veremos en un capítulo posterior al detallar los tipos bioenergéticos basados en el carácter, el tipo oral muestra las reacciones de un sujeto que ha tenido falta de atención y cariño en la infancia; no es extraño que un tipo de esta clase sueñe frecuentemente y tenga la ilusión de ser fuente de amor y cariño para los demás, y hasta puede suceder que escoja una profesión de atención y servicio[23].

Otra influencia de las limitaciones de los diferentes tipos de carácter se observa en la elección de amigos y sobre todo del consorte con quien el sujeto comparte su vida. Algunas veces las parejas se escogen por contraste en sus características personales, así es frecuente observar que un hombre pasivo elija una mujer de tipo masculino-agresivo o que una mujer masoquista se enlace con un hombre sádico; pero también puede pasar que se elijan por similitud, por ejemplo, dos orales que estarán en frustración constante ya que ambos esperan sólo recibir, o dos personas psicópa-

---

21 Lowen, *Bioenergetics,* p. 137.
22 H. Selye, *The Stress of Life.*
23 Lowen, *Bioenergetics,* pp. 8 y 184.

tas en cuyo caso una se esforzará por competir y dominar a su consorte por la fuerza o el dinero mientras que la otra tratará de sujetarlo por el sexo. Me atrevo a añadir que el carácter de un individuo, no sólo distorsiona el concepto que tiene de sí mismo y su modo de relacionarse con los demás, sino también distorsiona la idea que tiene de lo transcendental y su modo de relacionarse con Dios. Por ejemplo, un psicópata se mantiene alejado de la religión porque teme que Dios lo va atrapar y controlar servilmente como lo hicieron sus padres. Asimismo, un rígido tendrá una relación con Dios de pura cabeza con especulaciones filosóficas y formulismos teológicos, pero evitando toda expresión de sus necesidades y de sentimientos que le salgan del corazón; y lo mismo en relación a los demás tipos caracterológicos. El conocimiento del carácter de una persona no es tarea fácil porque el sujeto ha tomado sus manifestaciones psíquicas y somáticas como parte esencial o integral de su personalidad, pero un terapeuta bioenergético lo podrá descubrir por la observación de la estructura y tensiones del cuerpo del paciente, por su modo de mirar y de hablar, por sus movimientos, por el análisis de sus sueños y fantasías y por la expresión de sus ideales personales y del modo como ve la religión para relacionarse con Dios. Una vez que el terapeuta haya analizado y descubierto el carácter del paciente, la terapia será más rápida porque comprenderá tanto las manifestaciones psíquicas como las reacciones somáticas, y los efectos de la terapia serán más estables y de mayor satisfacción para el paciente en su vida personal y en sus actividades sociales y profesionales[24].

---

24 Lowen, *Language of the Body*, p. 132.

Qué es la terapia bioenergética

3

Siempre ha habido disfunciones en el organismo humano y todos los pueblos, hasta los más primitivos, han dado alguna explicación de las mismas. Conforme con la explicación que daban de las causas de esas disfunciones, idearon métodos para curarlas. Ordinariamente suponían que el agente o causa de esos males venía del exterior: los dioses que castigaban a los hombres por no haber obedecido a sus mandatos, la maldad de genios malignos o la mala voluntad de hombres y mujeres que se valían de brujos para causarles daños como el mal de ojo y otros, poniendo agujas y espinas en algún mono o figura que los representaba. Incluso ahora, hay brujos y nigromantes que hacen limpieza con huevos, yerbas y ritos mágicos para librar a sus clientes de males psíquicos y somáticos que otros brujos les han causado.

Todo esto lo vemos como explicaciones y prácticas sin fundamento científico. Sin embargo, aun ahora ofrecemos explicaciones y usamos prácticas terapéuticas dependiendo sólo del modo de pensar de una época determinada, y la bioenergética no es una excepción en esto, como veremos más adelante.

En la época del renacimiento, se exaltaba a la diosa razón por lo que se explicaban la demencia y los trastornos emocionales como efecto del trastorno de la razón y la falta de una adecuada información. En la actualidad hay terapias que esperan resolver todos los problemas emocionales con explicaciones teóricas de su supuesto origen.

A partir de la Revolución Industrial, se creyó firmemente que todo lo que vemos y sentimos es efecto de la energía que regula el universo, incluyendo la conducta y vida del hombre. Éste fue el movimiento "científico" llamado "fisicalismo" inaugurado en 1848 por E. Du Bois Reymond, H. Helmholtz, C. Ludwig y Ernest Bruecke, el maestro de Freud que tanto influyó en su modo de pensar hasta 1885.

Junto a este movimiento, se desarrolló la explicación neurológica que sostenía que los defectos mentales y trastornos emocionales se originaban en el mal funcionamiento de un órgano del cuerpo. Los estudios hechos por Freud en este tiempo se basaban en las teorías fisicalistas y organicistas. Por un tiempo creyó, como él mismo confiesa en su autobiografía, que las neurosis se originaban por el mal funcionamiento de la médula oblongada. Cuando fué a Salpetrière, Francia, a observar lo que Martin Charcot hacía con sus pacientes, empezó a dudar de las teorías de sus maestros porque Charcot producía por medio de la sugestión reacciones histéricas en pacientes masculinos que antes se atribuían sólo a las mujeres porque suponían que se debían a trastornos del útero *(hysteron)*. Su sorpresa fue mayor cuando en 1889 fue a Nancy, Francia, y observó que el doctor Bernheim, discípulo de Charcot, podía producir efectos parecidos a los de Charcot por medio de la hipnosis. Freud volvió a Viena convencido de que las neurosis y los trastornos emocionales eran producidos por una energía distinta de la física, que entonces llamó psíquica y después energía sexual al darse cuenta que muchos problemas de sus pacientes estaban mezclados con problemas sexuales, y que él descubrió con asombro en sí mismo al analizar sus propios sueños en relación con su madre. Mantuvo esta idea pansexualista hasta el fin de su vida apoyado en los relatos de sus pacientes y en sus propias especulaciones sin fundamento científico para dar cohesión al psicoanálisis.

Ésta es la herencia que recibió Wilhelm Reich, como aparece en sus libros *Análisis del carácter* y *Función del orgasmo* de 1927-1930 en que repite y exagera la posición de Freud para ganar su aprobación, pero que modificó después de la muerte de Freud en las notas que añadió a estos libros en 1945 y 1949, como expliqué en el capítulo anterior, sustituyendo la energía sexual por la energía "orgona" que él y sus seguidores han tratado en vano de probar y que sirve de base a la vegetoterapia.

Alexander Lowen, John Pierrakos, William Walling y Alice Landas dieron origen en 1956 a la terapia que entonces llamaron *análisis bioenergético* basándose en la energía del organismo humano, dejando a un lado el pansexualismo de Freud y los intereses físicos de Reich acerca de la energía "orgona", pero tomando ideas y observaciones fundamentales de Reich, de Freud y los fisicalistas del siglo pasado.

Una de estas ideas es la unidad dinámica del organismo humano. Todas las funciones del hombre, somáticas y psíquicas, son efecto de la energía vital que puede aumentarse y disminuirse por mecanismos o trastornos internos o por influencia del medio ambiente. Si, por razones internas o influencias externas, alguna función somática queda restringida o alterada por falta o acumulación de energía, las funciones psíquicas quedan también alteradas porque el organismo humano trabaja como un todo. Asímismo, se puede decir que cuando hay problemas psicológicos que restringen el flujo de la energía vital en la musculatura y órganos del cuerpo, hay también disminución de la actividad del sistema nervioso autónomo, del sistema endocrino, corrientes eléctricas y viceversa.

El paciente que viene a terapia puede exponer las manifestaciones psíquicas de sus problemas como ansiedad, temor, odio o nerviosismo en general, sin tener en cuenta el substrato somático de sus problemas; puede también fijarse solamente en dolores y tensiones en distintas partes del cuerpo, sin tener conciencia de su relación con problemas psicológicos no resueltos que ha tenido a lo largo de su vida. Por tanto, el terapeuta bioenergético debe oír atenta y empáticamente el problema tal como lo presenta el paciente, "reflejando" y enfatizando aquellos sentimientos vagamente expresados como lo hacía Carl Rogers en su *terapia no-directiva* o centrada en el cliente. Al mismo tiempo, partiendo del principio de la unidad dinámica del organismo humano, debe observar la congruencia o falta de ella entre lo que el paciente dice conscientemente y lo que expresa inconscientemente con los ojos, con la voz, con la postura y estructura general de todo el cuerpo.

La terapia bioenergética trata de restablecer la unidad dinámica del cuerpo y de la mente a fin de que el paciente tenga más vitalidad y efectividad en sus funciones somáticas y psíquicas, en su modo de pensar y de obrar e incluso en su relación con Dios.

El punto más notable que los fundadores de la bioenergética heredaron de Freud y de Reich es la existencia y la influencia dinámica que ejerce el inconsciente durante toda la vida del individuo, pero explicando su existencia y su influencia dinámica por la actividad del sistema nervioso autónomo que activa las reacciones –ya sean agresivas o placenteras– y las experiencias traumáticas que el individuo tuvo en la infancia y en la adolescencia sin fijarse en reglas sociales y morales. De lo que se sigue que, si el niño y el adolescente tuvieron experiencias traumáticas de agresión, abandono y descuido, tendrán siempre sentimientos de odio, aversión, miedo e inseguridad; cuando estos sentimientos no se han expresado por miedo a castigos de la familia y la sociedad se vuelven inconscientes, pero no mueren ni desaparecen totalmente. Lo mismo se puede decir de experiencias de gozo y placer independientemente de su aspecto moral, como se puede observar en perversiones sexuales y problemas de drogadicción.

El organismo humano, como cualquier otro de los organismos de los reinos animal y vegetal, tiene un caudal de energía al principio de su vida que determina su desarrollo. Esta fuente de energía que los fundadores de la bioenergética han llamado CORE *(center of right energy)* puede aumentarse y disminuirse durante toda la vida.

Freud, siguiendo a los fisicalistas de su tiempo, sostenía que el organismo humano es un sistema cerrado en el que nada se pierde y nada se aumenta; sólo hay modificaciones de la energía. Reich y los bioenergéticos dejan a un lado esta suposición y sostienen que el organismo humano es un sistema abierto en el que se puede aumentar o disminuir la energía por mecanismos internos o influencias externas.

Cuando el niño y el adolescente no reciben la atención y cuidado que necesitan y son castigados si expresan sentimientos de enojo o rebelión, reprimen estos sentimientos a fin de sobrevivir y forman un modo de actuar que se acomode a las exigencias de sus padres y mayores.

Éste es el origen de los llamados "mecanismos de defensa" que Anna Freud ha explicado largamente. Reich los llamó "carácter actitudinal", y a la estructura somática que ayuda a sostener esas actitudes mentales la denominó "coraza muscular". Ambas cosas, las actitudes mentales y la coraza muscular, constituyen el carácter o tipo bioenergético.

Por tanto, los tipos bioenergéticos no son la descripción de las cualidades y potencialidades que tiene un individuo, como se entiende en caracterología, sino la descripción de los obstáculos que el paciente tiene en su funcionamiento normal debido a las tensiones y restricciones que el niño y el adolescente adaptaron para poder sobrevivir, como acabo de decir.

El adulto considera esas restricciones somáticas y actitudes mentales defensivas como parte de su personalidad y las sigue usando en sus relaciones personales, familiares y sociales, aun cuando las circunstancias en que vive no son enteramente iguales a las de su infancia. Técnicamente estas reacciones se llaman "egosintónicas" y difieren de las actitudes neuróticas y reacciones sintomáticas que el adulto forma en la edad madura y que limitan aún más su funcionamiento normal. Estas reacciones se llaman técnicamente "egodistónicas" porque el individuo las considera como algo extraño a su personalidad por no saber o no tener conciencia de su origen.

Tanto el carácter actitudinal y la coraza muscular de Reich, como las reacciones de los tipos bioenergéticos son producto de las experiencias traumáticas que el individuo tuvo en su infancia y adolescencia y que quedaron grabadas en el *córtex* como algo peligroso o deleitable, según haya sido la evaluación que el cerebro antiguo –*old brain*– haya hecho de dichas experiencias. Cuando hay un estímulo externo igual o parecido a los de la infancia, el cerebro reacciona como en la infancia e inicia impulsos energéticos de huida o atracción que se transmiten por las ramificaciones del sistema nervioso autónomo, simpático y parasimpático. La actividad del sistema nervioso autónomo es corroborada o reforzada por el sistema hormonal y el potencial eléctrico, tal como se ha confirmado por las investigaciones hechas por Elizabeth Duffy[1] y en lo que exponen N. Greenfield y R. Sternbach[2] en sus investigaciones de la relación que hay entre miedo y enojo con cambios somáticos del organismo humano.

Para conocer otras investigaciones más recientes, se pueden hojear los resúmenes que aparecen cada año en *Psychological Abstracts* y *Medical Abstracts*, que los terapeutas bioenergéticos harían muy bien en estudiar para perfeccionar su diagnóstico y técnicas bioenergéticas. Por ejemplo, por las investigaciones hechas, se puede afirmar que cuando el paciente se queja de ansiedad, angustia o de gastritis y colitis sin saber por qué, el terapeuta bioenergético puede deducir que hay fuertes impulsos del sistema nervioso simpático que han sido bloqueados. Si hay otras alteraciones en su sistema digestivo y cardiovascular, lo mismo que tensiones en la nuca y en la espalda entre hombro y hombro, el terapeuta puede estar seguro que el paciente ha bloqueado los sentimientos de miedo o de enojo. Con ejercicios bioenergéticos de agresividad como golpear el colchón con una raqueta respirando profundamente, el paciente se dará cuenta de experiencias personales de abandono, de humillación y de agresividad, que se pueden trabajar hablando de ellas más extensamente y, todavía mejor, si la terapia es grupal, con dramatizaciones psicodramáticas, como expondré más adelante, es donde se hacen conscientes las experiencias de

---

1 Cfr., E. Duffy, *Activation and Behavior*.
2 Cfr., los tres volúmenes del *Handbook of Psychophysiology*.

la infancia y adolescencia que han causado la sobrecarga energética del sistema simpático reforzado con adrenalina y otras hormonas.

Con este ejemplo se puede comprender que en la terapia bioenergética se puede partir de síntomas somáticos y de ahí ir al problema psicológico que les dio origen –"de abajo hacia arriba" como dice Lowen– o de "arriba-abajo", partiendo del problema psicológico a las reacciones somáticas relacionadas con él.

Las investigaciones científicas que se han hecho de la relación entre las emociones y algunas reacciones somáticas son sólo estudios de correlación que no demuestran una causalidad mutua, pero sí suponen una causa común que parece ser el principio de la unidad dinámica del organismo humano a través del sistema nervioso autónomo simpático y parasimpático. Las observaciones que Freud, Reich, Lowen y todos los terapeutas bioenergéticos han hecho durante la terapia sirven sólo de guía a los terapeutas y están sujetas a validación ya que dependen de los pacientes observados en distintos tiempos, lugares y culturas, y no pueden llamarse relaciones científicamente comprobadas.

La finalidad de la terapia bioenergética, según los postulados que Reich y Lowen tomaron de Freud, consiste en ayudar al paciente a restablecer la unidad funcional dinámica del organismo que fue lesionada y en parte rota por las restricciones, represiones y limitaciones en la infancia del paciente.

Pero la terapia bioenergética no debe limitarse a destapar caños o a abrir canales para que la energía fluya normalmente, como era la meta de los fisicalistas y organicistas del siglo pasado que tanto influyeron en el desarrollo y mentalidad de Freud y que parece siguen influyendo en Reich y Lowen, porque al tratar los problemas emocionales hablan casi exclusivamente de la energía bloqueada o de la sobrecarga –*estasis*– o falta de energía en la musculatura y en algunas partes del cuerpo como si la persona fuera un artefacto orgánico o energético que para su perfecto funcionamiento sólo necesitara tener asegurado el flujo de la energía con un termostato o amortiguador especial.

El organismo humano es un ser viviente y consciente muy superior a cualquier mecanismo puramente físico. Para su desarrollo integral, físico y psicológico, necesita de amor, comprensión y seguridad, sobre todo en los primeros años de su existencia. Si faltan estos factores esenciales, el infante tendrá sentimientos de odio, agresión, miedo, abandono e inseguridad. Cuando la expresión de estos sentimientos de protesta quedan reprimidos para evitar mayores castigos y frustraciones, el niño y el adolescente formarán un *modus vivendi* que les permita sobrevivir. Si en su edad madura no funciona satisfactoriamente, el paciente se sentirá obligado a venir a terapia en busca de ayuda.

Ayudar al paciente a expresar su enojo, rabia y tristeza porque no le dieron lo que necesitaba en la infancia para desarrollarse debidamente, sin máscaras ni componendas artificiales, le servirá sin duda a liberarse del peso de sus represiones y a tomar conciencia de lo que le faltó. Pero si el terapeuta se contenta con esto sin darle lo que necesita, el paciente saldrá de la terapia tan falto de cariño, atención y seguridad como estaba en la infancia y pronto formará otras máscaras para sobrevivir.

Por eso creo que el terapeuta bioenergético debe ser más que un doctor, un padre, una madre y un amigo sustituto que dé al paciente lo que le faltó, como expone claramente el doctor Stanley Keleman[3], antiguo discípulo de Lowen.

Además, la terapia bioenergética debe estar centrada en los sentimientos, necesidades, limitaciones y frustraciones del paciente en el momento en que se presenta en busca de terapia, y el terapeuta debe esforzarse como primer paso por establecer un contacto personal y afectivo con el paciente.

Hacer mil preguntas de los padres y del pasado del paciente es darle a entender que el terapeuta está más interesado en llenar su cuadro teórico profesional que en lo que dice el paciente en el momento presente, y que no confía en lo que le está diciendo verbal y somáticamente. Darle explicaciones teóricas del origen de sus problemas le indica que ni siquiera le ha oído con atención y empatía o le insinúa que no tiene derecho ni razón para quejarse porque sus problemas vienen de atrás. Con esto se pierde el contacto empático y cariñoso que el paciente ha necesitado desde la infancia.

En el siguiente capítulo expondré largamente los tipos bioenergéticos como los exponen los doctores Lowen y Pierrakos. El fin de esto es prevenir al terapeuta para que no refuerce los traumas del paciente con reacciones parecidas a las de sus padres y, por el contrario, trate de dar al paciente lo que ellos no le dieron. Ojalá no se use esta exposición como modelo para interesarse primariamente en averiguar el tipo bioenergético del paciente, lo que equivaldría a centrarse en él mismo y en sus postulados teóricos dejando a un lado al paciente.

Esa exposición tiene también la finalidad de que el terapeuta se reconozca el tipo bioenergético al que él mismo pertenece y no cargue al paciente con sus problemas no resueltos o con sus propias reacciones caracterológicas, como expondré en el último capítulo de este libro.

Después de los tipos bioenergéticos haré, una larga exposición de técnicas que pueden servir en el trabajo terapéutico bioenergético. Servirán para que el terapeuta tenga elementos apropiados a su personalidad que pueda utilizar con distintos pacientes; pero no dejaré de insistir en que el terapeuta no es un mecánico que trata de reconstruir un mecanismo desquebrajado o fuera de servicio, sino un padre o madre sustituto.

---

3 Cfr., A. Keleman, *Bonding*.

El carácter esquizofrénico

4

Al describir los caracteres bioenergéticos, voy a seguir casi exclusivamente lo que ha escrito A. Lowen sobre los mismos en sus distintos libros, ya que su exposición es más completa; en algunos lugares la reforzaré con lo que dice Reich. Asimismo, me voy a limitar a describir los cinco caracteres bioenergéticos fundamentales, a saber: esquizofrénico, oral, masoquista, psicópata y rígido; sin atender a las subdivisiones que el mismo Lowen hace del psicópata –en su libro *Narcissism*– y del rígido, en que incluye al compulsivo y al histérico, fálico-narcisista, pasivo-femenino y masculino-agresivo. Algunas veces incluiré particularidades de estos tipos, pero insistiendo más en los rasgos generales para que el lector logre formar una visión general sin confundirse con menudencias de los subtipos.

Al hablar de cada uno de estos tipos bioenergéticos, haré primero una descripción general de sus rasgos psicológicos y físicos. Luego, daré la etiología que apunta Lowen con base en sus observaciones durante la terapia y desarrollaré una explicación complementaria apoyándome en lo que dicen Reich y Freud. Finalmente, daré algunas sugerencias sobre el tratamiento a seguir teniendo en cuenta la afirmación de Lowen según la cual se debe tratar al paciente atendiendo a toda su personalidad y no sólo al tipo bioenergético al que pertenece. Para realizar esto último, recurriré a mi experiencia personal de muchos años, ya que Lowen no da sugerencias concretas sobre la terapia adecuada en cada caso.

Lowen habla del esquizoide y del esquizofrénico como dos personas que sólo difieren por el grado mayor o menor de su negación de la realidad de su cuerpo y del mundo que los rodea. Asimismo, Lowen sugiere que el esquizofrénico está más cerca de la psicosis y con mayor necesidad de ser hospitalizado que el esquizoide, pero, como el terapeuta bioenergético puede recibir en su consultorio tipos que difícilmente se podrían distinguir uno del otro, la exposición presente se dirige a ayudarlo en su trabajo sin fijarse en estas distinciones. Por esta razón, hablaré del tipo esquizofrénico incluyendo al esquizoide[1].

El término esquizofrénico fue inventado por Bleuler al principio del siglo para describir una personalidad dividida. Efectivamente, el esquizofrénico muestra una

---

1 Lowen, *Language of the Body*, p. 368.

división entre la *psique* y el *soma*, entre sus pensamientos y sus sentimientos y, aun dentro de éstos, pasa fácilmente a posiciones opuestas. El esquizofrénico es una persona apretada tanto en su pensamiento como en su estructura corporal por el miedo exagerado a sus impulsos, a sus sentimientos y a sus emociones. Todo lo que sucede a su alrededor le llena de zozobra, e incluso en sus sueños se ve en peligro de sucumbir en catástrofes imaginarias. Por los peligros a su existencia que ha experimentado durante toda su vida a partir de la infancia, huye del mundo externo, niega su realidad y se refugia en sus imaginaciones y en sus sueños.

El esquizofrénico está en constante actividad mental haciendo esfuerzos supremos para darse una interpretación de su mundo interno y del mundo externo que lo rodea a fin de sentirse seguro. Debido a su vulnerabilidad tiene una gran sensibilidad, mucho mayor que la de los demás hombres, por lo que se da cuenta de lo que siente en su interior y de lo que pasa a su alrededor, sólo que la percepción de la corriente de energía en su cuerpo está distorsionada por el terror que lo invade y que le hace percibir los movimientos internos de su energía como un campo de batalla en que luchan Dios y el diablo, lo bueno y lo malo, para apoderarse de él[2]. A veces proyecta al exterior esas fuerzas viendo en las paredes distintas figuras siempre amenazantes[3].

Basándose en los experimentos de su antiguo colega John Pierrakos, Lowen sugiere que el esquizofrénico percibe el aura que refleja la energía interna tanto en sí mismo como en los demás[4]. Lowen describe al esquizofrénico como una persona con conciencia de sí mismo muy limitada por la falta de aceptación e integración de su cuerpo y de sus sentimientos, y con un ego débil que percibe todos los movimientos incipientes de su energía distorsionadamente[5]. En una palabra, el esquizofrénico es una persona que no ha logrado la integración de sí mismo, de su *psique* y de su *soma*[6].

El esquizofrénico ve peligro y catástrofes por todos lados y a todas horas; por lo mismo, no tiene tranquilidad ni es capaz de gozo alguno porque todo está cargado de peligros[7]. Esta situación se agudiza en la adolescencia y en la menopausia por la marea alta y baja de los estímulos sexuales. Por esto, la esquizofrenia se conocía antes como *dementia praecox*. Es tal su pesimismo que, aun cuando le sucedan acontecimientos positivos y obtenga algún éxito, no siente con ello ninguna satisfacción por el temor a que a esa alborada le siga una tormenta y una catástrofe mayor[8]. Para no hundirse en este mar de peligros y de desesperación, el esquizofrénico tiende a vivir en un mundo de fantasías que le sirven de apoyo en su terror y soledad; así que frecuentemente se cree muy superior a los demás con un sentimiento infantil de omnipotencia[9]. Cuando esto no basta para darle cierta seguridad, trata entonces de olvi-

---

2 Lowen, *Betrayal of the Body*, p.83.
3 Lowen, *Language of the Body*, p. 365.
4 *Ibid,.* p. 366.
5 Lowen, *Bioenergetics*, p. 151.
6 *Ibid.*, p. 154.
7 Lowen, *Betrayal of the Body*, p. 18.
8 *Ibid.*, p. 93.
9 Lowen, *Language of the Body*, p. 370.

dar y romper la atmósfera oscura y opresiva que le agobia con estimulantes externos como el alcohol, las drogas y la promiscuidad sexual[10].

RASGOS FÍSICOS

El esquizofrénico tiene un aspecto de desintegración física que corresponde a su desarticulación psicológica. Su exterior indica una energía comprimida en un cuerpo delgado y apretado; no hay simetría entre la cabeza, tronco y piernas, presentando una apariencia de *zig zag*, especialmente cuando hace ejercicios bioenergéticos o adopta una posición de *stress*[11]. La cara parece una máscara sin vida, tiene una mirada vaga sin que sus ojos se fijen en nada o, por el contrario, los tiene fijos, sin pestañear, para escrutar cualquier movimiento del terapeuta; los brazos cuelgan

Apariencia física del carácter esquizofrénico

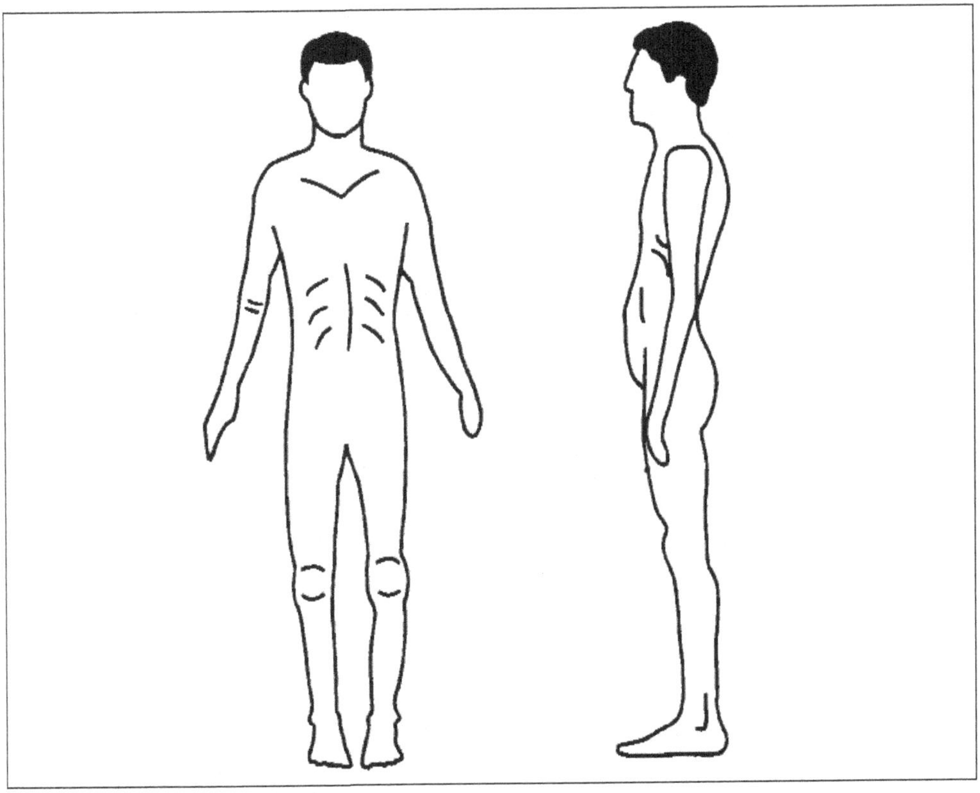

---

10 Lowen, *Betrayal of the Body*, p. 100.
11 Lowen, *Bioenergetics*, p. 70

lánguidamente como si fueran de trapo; el tórax y las piernas son también delgados y apretados. Todo su cuerpo es frío, especialmente las extremidades; de ahí que el esquizofrénico raras veces tenga resfriados[12]. Se nota también displasia y desproporción entre la parte superior e inferior, con un círculo de tensión en la cintura o en la región diafragmática[13]. A veces, al tratar de estimular la energía del esquizofrénico por medio de masajes profundos, se nota cierto olor cadavérico y un fuerte hedor en los pies.

Se nota también en ellos una falta de coordinación en el sistema muscular, especialmente cuando hacen un esfuerzo en los ejercicios bioenergéticos. Además de la expresión fría de la cara, se nota rigidez en la quijada y una sonrisa helada que difícilmente encubre el miedo y el terror que le paralizan por dentro. Además, todo el cuerpo parece estar unido débilmente sólo por la piel.

Como el esquizofrénico no tiene conciencia de su cuerpo, sus dibujos del cuerpo humano carecen de unidad y frecuentemente faltan las manos y los pies, o tienen un aspecto fijo de muñeca o maniquí sin vida[14]. De ahí también el fenómeno de despersonalización: el esquizofrénico considera que algunas partes de su cuerpo le son ajenas o están sujetas a fuerzas extrañas, como si estuviera poseído por el diablo o controlado desde lejos por agentes malignos.

Su poca energía en la superficie del cuerpo y las extremidades se debe al cuidado con que el esquizofrénico limita su respiración para controlar mejor sus sentimientos[15]. Frecuentemente se nota en el esquizofrénico una respiración paradójica, esto es, al inspirar aprieta toda la parte abdominal[16]. Hay también mucha tensión en el cuello, en los hombros y a lo largo de las vértebras cervicales y las sacrolumbares[17].

Lowen explica las alucinaciones de voces y figuras que oyen y ven los esquizofrénicos por el bloqueo del flujo de energía en la parte posterior del cuello, que se desvía cargando los centros visual y auditivo del cerebro[18].

ETIOLOGÍA

Lowen piensa que la esquizofrenia no es un problema hereditario sino ambiental. Escribe: "El origen y causa de la respiración superficial, de la motilidad limitada y de la rigidez corporal del esquizoide deben buscarse en las experiencias de la infancia,

---

12 *Ibid.*, p. 159.
13 Lowen, *Betrayal of the Body*, p. 32
14 *Ibid.*, p. 73
15 *Ibid.*, p. 147.
16 *Ibid.*, p. 152.
17 Lowen, *Language of the Body*, p. 354
18 *Ibid.*, pp. 361 y 367.

no en la herencia"[19]. El trauma fundamental del esquizofrénico es la ausencia de toda intimidad física agradable entre el niño y su madre[20].

Según Lowen, basándose en la comunicación de los pacientes que ha tratado, las madres de los esquizofrénicos son perfeccionistas, frías, hostiles al varón, sobre todo en la relación sexual con ellos, incapaces de sentir y dar amor espontáneamente y tan envueltas en sus conflictos personales que no se preocupan de las necesidades de sus hijos; muchas de ellas son alcohólicas y farmacodependientes[21].

La madre del esquizofrénico tiene también problemas con su propio cuerpo en todo lo que se refiere a la sexualidad. La concepción y gestación no han sido aceptadas con amor y sólo se toleran por las dificultades sociales y religiosas que el aborto les acarrearía. El feto siente ya ese rechazo de la madre y, por la falta de calor materno, concentra su energía en las estructuras centrales, quedando la periferia, la piel y el sistema muscular débiles y vulnerables[22].

Si el niño logra nacer, siente constantemente rechazo y hostilidad, las más de las veces inconsciente, de la madre que se ve atada por una carga que no quería. Además, la existencia del niño viene a aumentar los conflictos matrimoniales y familiares en un hogar en el que no hay amor, sino lucha y conflictos sexuales e interpersonales[23]. En este medio ambiente, el niño ve amenazada su existencia y desarrollo natural y limita su respiración y motilidad lo más que puede por la necesidad imperiosa de sobrevivir; a partir de su concepción y nacimiento, su vida pende de un hilo y se ve obligado a tomar las estructuras somáticas y las actitudes psíquicas que acabo de apuntar.

La falta de asertividad que se observa en los esquizofrénicos adultos, o su grandiosidad y superioridad imaginaria desarrollada para compensar y ocultar su miedo a la vida, provienen de las experiencias infantiles en el medio hostil, adverso y frío de sus padres y de su familia. Toda su energía se concentra en las estructuras centrales dejando la periferia fría y débil[24].

Lowen supone que por esa misma debilidad de las estructuras superficiales, especialmente del sistema muscular, el esquizofrénico percibe todos los movimientos incipientes de los impulsos biológicos y emocionales como fuerzas irresistibles, sean mecánicas o espirituales según su idiosincrasia, o como voces y visiones que se proyectan al exterior y que lo amenazan y maquinan contra su existencia[25].

Hay que recordar que para Reich y para Lowen las experiencias traumáticas de la infancia no serían tan devastadoras si no fueran reforzadas después en la familia y a lo largo de la vida por experiencias similares[26].

---

19 Lowen, *Betrayal of the Body*, p. 190.
20 *Ibid.*, p. 105.
21 *Ibid.*, pp. 191-192.
22 *Ibid.*, pp. 193-197.
23 *Ibid.*, p. 198.
24 Lowen, *Narcissism*, p. 136.
25 *Ibid.*, p. 174
26 Lowen, *Language of the Body*, p. 340.

TERAPIA

Lowen repite en distintos lugares que la terapia se debe centrar en toda la persona y no en las características del tipo bioenergético al que pertenece el paciente. Recuérdese que para Lowen y para Reich el carácter no es el retrato de toda la personalidad, como lo es para los caracterólogos sino que indica las defensas que el individuo desarrolla en la infancia y durante toda la vida contra los peligros que la expresión libre de los impulsos biológicos y sentimientos ofrece al sujeto por la represión, frustración y falta de atención y aceptación de las personas importantes para él. Sobre el aspecto somático escribe: "El carácter, entendido como un patrón fijo de conducta, está determinado por la cantidad y cualidad de los controles que el individuo impone a su actividad muscular. Los músculos que quedan sujetos a estos controles inconscientes se vuelven crónicamente tensos y contraídos y fuera de la percepción del sujeto"[27].

Si bien el terapeuta bioenergético debe tener en cuenta toda la personalidad del paciente, el conocimiento de las manifestaciones psíquicas y somáticas de su carácter le ayudan a entender mejor toda su problemática a fin de poder ofrecerle, y esto es lo más importante, una experiencia psíquica y somática que satisfaga, en parte, sus necesidades básicas de comprensión, aceptación y amor. Con esta experiencia terapéutica se van haciendo innecesarios los mecanismos de defensa que el paciente ha usado, por lo que poco a poco relajará y soltará todos los controles inconscientes de su motilidad que había formado en su estructura muscular.

Si el niño de una madre hostil pudiera encontrar, lo cual es difícil, en el padre y en el seno de la familia el amor y aceptación que la madre no le da, el carácter esquizofrénico no se desarrollaría. Lo malo es que en un matrimonio y en el seno de la familia se entrelazan y refuerzan los caracteres bioenergéticos de tal manera que el niño queda expuesto a las mismas restricciones, represiones y frustraciones que originan su carácter. Lowen escribe: "En el análisis de la personalidad esquizoide he encontrado que todos los pacientes, en la etapa inicial de la vida, se han vuelto de la madre al padre en busca de seguridad y calor. El niño huye de la madre al experimentar su ansiedad y hostilidad incrustadas; por lo que el padre viene a ser para el niño una figura materna sustituta"[28]. Más adelante escribe: "Si el padre puede aceptar el rol de madre sin debilitar su masculinidad y sin negar el valor de la feminidad, podrá prevenir y evitar el desarrollo de una personalidad esquizoide. En la generalidad de los casos, sin embargo, el hijo es igualmente rechazado por el padre o aceptado por él de una manera tímida"[29].

Después de una larga experiencia, he llegado a la conclusión de que el terapeuta debe ser un padre y madre sustitutos que venga a contrarrestar las experiencias traumáticas de la infancia sin perder su personalidad ni negar su sexualidad.

---

27 Lowen, *Betrayal of the Body*, p. 190.
28 *Ibid.*, p. 203.
29 *Ibid.*, p. 207.

El primer requisito para una terapia bioenergética eficaz es que el terapeuta haya logrado hasta un nivel satisfactorio la integración de su *psique* y de su *soma*, que conozca vivencialmente los mecanismos de defensa que él mismo ha usado y las restricciones de su musculatura corporal correspondientes a su propio carácter. Con esta comprensión, podrá entender y aceptar los mecanismos de defensa y las restricciones musculares del carácter de sus pacientes para ofreces una experiencia contraria, más que una explicación intelectual de los mecanismos de defensa psíquicos y somáticos por medio de interpretaciones prematuras.

Teniendo en cuenta la etiología del carácter esquizofrénico, lo más importante en su terapia es la comprensión, aceptación y amor del terapeuta; él tiene que tener seguridad en sí mismo para poder tomar el rol de padre o madre sustituto, sin miedo a perder su propia personalidad, ni a ser enredado en problemas de transferencia y contratransferencia para llenar sus propias necesidades infantiles, olvidándose de las necesidades básicas del paciente; con eso repetiría y reforzaría la situación traumática del paciente en lugar de darle una experiencia contraria. Lowen escribe: "El paciente esquizofrénico es como un feto que continúa con la necesidad del calor de su madre. Necesita de la vida del terapeuta como el embrión necesita la de su madre, pero no puede pedirla. Si el terapeuta tiene miedo de tomar ese rol o no tiene vitalidad para llenarlo, no podrá ayudar al carácter esquizoide o esquizofrénico"[30].

Siendo la falta de amor y seguridad la raíz del problema del esquizofrénico, éste responderá inmediatamente a la expresión sincera de aprecio y afecto del terapeuta si esta expresión se le comunica por su actitud sin necesidad de palabras. Una expresión verbal de afecto será tomada con mucha reserva por el paciente que sin duda habrá oído expresiones verbales de aprecio que contradicen a su experiencia primaria e íntima. Una vez establecida la confianza que da el afecto e interés sincero por el paciente, la terapia avanzará rápidamente[31].

Hace pocos años un psiquiatra amigo mío me envió una joven americana, llamada Annath, esposa de un estudiante de medicina. La paciente traía un diagnóstico de esquizofrenia con obsesión de quitarse la vida. Había pasado por muchos consultorios, y, cuando por primera vez entró en el mío, se negó a hablar, diciendo que se sentía como pelota que psiquiatras y psicólogos se pasaban de uno a otro sin saber qué hacer, y que estaba segura que yo tampoco haría nada por ella. Sin responder a sus objeciones, le sugerí que sobre un papel blanco hiciese los garabatos que quisiera con las pinturas que le ofrecí. Respondió que eso de nada serviría, pero que iba a hacerlo para pasar el tiempo. Con el color rojo trazó rasgos fuertes que chocaban unos con otros y alrededor puso nubarrones negros. Le pregunté qué era aquello y me respondió: "Esto soy yo, desquebrajada, llena del odio con que me emponzoñó mi madre y oprimida por la desesperación". Su madre había estado en los campos de concentración de Hitler; Annath no conocía a su padre. Le pregunté si alguien había intentado quitar esos nubarrones y conectar los trazos rojos. Me

---

30 Lowen, *Language of the Body*, p. 356.
31 *Ibid.*, p. 371.

contestó que lo habían intentado, que nadie había podido hacer nada y que estaba segura que yo tampoco haría nada. Mientras hablábamos, noté su cuerpo apretado, su cabeza inclinada hacia un lado sin guardar simetría con el cuerpo; su respiración apenas se notaba. Le pedí que se pusiera de pie y que respirara más profundamente; me respondió que no podía porque tenía dificultades pulmonares. Sin embargo, se puso de pie frente a mí y yo traté de profundizar su respiración respirando al mismo ritmo que ella.

Ella evitaba todo contacto con mis ojos, pero en cuanto se cruzaron observé su profundo dolor y desesperación y le dije con sinceridad: "Veo en tus ojos un mar de sufrimiento y de dolor". Con esto clavó en mí fijamente su mirada y me dijo: "¿Usted ha sufrido?" "Sí –le dije– pero no tanto como tú, por lo que veo en tus ojos". Siguió con su mirada fija y se fue acercando hacia mí; yo permanecí de pie, respirando profundamente y queriendo compenetrarme empáticamente con su sufrimiento. Lentamente siguió acercándose sin parpadear. Al final, se arrojó sobre mi hombro y empezó a llorar. La abracé compasiva y afectuosamente llorando sinceramente con ella y moviendo mi abdomen al ritmo del suyo. Después de más de media hora me dijo: "No se quién eres, pero pareces un papá muy cariñoso, un rabino muy bueno y un gurú muy sabio. Quiero volver contigo porque quiero vivir y creo que tú puedes ayudarme".

La estuve viendo dos veces por semana durante seis meses. Aunque sólo tenía escasos años, su pelo estaba lleno de canas y desaliñado completamente la primera vez que la vi. En las siguientes sesiones aparecía con más cuidado de su ropa y de su persona. Algunas veces venía decaída y sin ánimo, pero me decía: "Necesito un abrazo"; me abrazaba y en mi hombro se quejaba de su marido y de muchas otras personas que la irritaban. Cuando regresó a Estados Unidos, se veía como una mujer más joven, con más vitalidad, con ganas de vivir y de invertir su tiempo en obras que consideraba justas y constructivas, gozando de su relación matrimonial y sin la promiscuidad sexual de antes, que usaba sin duda para sentir más calor en su cuerpo helado. Me dejó un escrito en inglés que decía: "Eres una vela que se consume dando luz y calor. Nunca olvidaré lo que me has dado. Gracias". No he vuelto a saber de ella, pero estoy seguro que la terapia bioenergética conmigo le sirvió para establecer otras relaciones afectivas que le habrán ayudado a enfrentar la vida con valor y con gozo.

Hay que tener en cuenta que el calentamiento y la activación de las energías psíquicas y somáticas deben hacerse paulatinamente y con prudencia, lo mismo que se hace cuando uno tiene las manos congeladas por el frío: recalentarlas rápidamente causaría dolores muy agudos por la constricción de los tejidos congelados. Un terapeuta consciente de sus limitaciones y de las del paciente sabrá esperar, ya que lo que hace no tiene como finalidad satisfacer sus propias necesidades. Lowen escribe estas bellas palabras llenas de humanidad y comprensión de los problemas del esquizofrénico: "Para ayudar al esquizofrénico uno debe conocerse bien, especialmente sus limitaciones y debilidades; no se trata de pretender ofrecer un ser humano perfecto, sino la realidad de lo que somos, la sinceridad de nuestros esfuerzos, la humildad de nuestra actitud y la franqueza y honestidad de nuestros sentimientos"[32]. Éstas son cualidades personales indispensables que todo terapeuta debe tener al trabajar con estos pacientes. Pero hay además otra cosa que es absolutamente indispensable: afecto. Por mucha sinceridad, humildad y honestidad que tenga el terapeuta, nunca podrá ayudar al esquizofrénico o al esquizoide si no tiene un verdadero afecto por el paciente. "El terapeuta debe ser una persona cariñosa y debe amar verdaderamente al paciente"[33].

Además, el terapeuta debe estar seguro de sí mismo para permitir la transferencia y el contacto físico y psicológico con el paciente sin asustarse ni enredarse sexualmente con él[34]. Otra cualidad del terapeuta bioenergético al trabajar con pacientes esquizofrénicos es la paciencia, el respeto al ritmo de apertura y descongelamiento que tolere el sujeto y la confianza genuina de que el paciente podrá superar su terror, a todo lo que siente en el interior y lo que proyecta al exterior, si el terapeuta se ofrece como ayuda sincera y afectuosa en la medida que el paciente lo tolere sin pretender inflar su ego con un éxito rápido y aparatoso.

Puedo ofrecer a este respecto un ejemplo del trabajo que hice en Chicago con un joven de 20 años, diagnosticado como esquizofrénico agresivo y violento, sin pretender mostrarme como poseedor de todas las cualidades de un buen terapeuta bioenergético. Este joven había recorrido, durante 8 años, los tres hospitales psiquiátricos del área metropolitana de Chicago, estando 6 meses en cada uno.

Empecé a tratarlo a instancias de una trabajadora social llamada Phillis, quien tenía un corazón compasivo y maternal y se preocupaba por dar a este chico los servicios más indispensables a cada nueva admisión en el hospital psiquiátrico "Chicago Read". Su expediente era muy voluminoso, con detalles de su gran agresividad y violencia hacia otros pacientes y al personal, a quienes atacaba como una fiera cuando le quitaban las restricciones físicas para cumplir con la ordenanza de que ningún paciente debería estar bajo restricción física o farmacéutica más de 24 horas.

Este paciente nació cuando su madre tenía 47 años y cuando ni esperaba ni quería otro hijo, ya que 12 años antes había decidido no tener más hijos. Su madre pensó en abortar, pero no lo hizo por razones sociales y religiosas. Tampoco aceptó sinceramente al hijo: su rechazo era abierto y claro. Con el trato que recibía en los hospitales, el rechazo de su madre se reforzaba fuertemente por la hostilidad manifiesta del personal.

Phillis había realizado mis cursos de formación en psicodrama, bioenergética y terapias activas, y comprendía perfectamente mi modo de trabajar con los pacientes individualmente y en grupo, por lo que fue una gran ayuda. En las primeras sesiones, el joven nos gritaba que no nos acercáramos, haciendo esfuerzos para desligarse y atacarnos; Phillis y yo usábamos entonces la técnica psicodramática llamada

---

32 *Ibid.*, p. 387.
33 *Idem.*
34 *Ibid.*, p. 288.

Espejo, que solía también usar Reich, tomando el rol y la posición del paciente, gritando y explicando que queríamos agredir a todo el mundo para vengarnos de la hostilidad con que nos habían tratado toda la vida; él observaba nuestra actuación y escuchaba atentamente lo que decíamos. Cuando expresábamos lo que sentía, manifestaba su conformidad con fuertes balanceos de la cabeza y de todo el cuerpo, en la medida que se lo permitían las ataduras que le sujetaban.

Después de varias sesiones y de haber ganado su confianza, lo desatábamos durante la hora de terapia a pesar de sus protestas "porque no quería golpearnos"; se quedaba conforme cuando yo le replicaba que si nos atacaba físicamente me defendería y protegería a Phillis. Ya suelto, le invitábamos a brincar y gritar para ayudarle a dar más energía a sus piernas y brazos, ya que estaba tan acostumbrado a las ataduras que apenas podía mover sus extremidades con espontaneidad. En otras sesiones, actuábamos sus fantasías de superioridad creyéndose el rey de Suecia o sus impulsos de agresividad ayudándole a golpear en alguna de las camas del dormitorio donde teníamos las sesiones, como si fueran su padre, madre o alguien del personal del hospital. A veces él mismo nos indicaba dónde tenía tensiones y le dábamos un masaje fuerte y profundo seguido de uno suave y cariñoso.

Después de 30 sesiones, cuando empezaba a hacer planes –algo fantásticos al principio– de lo que quería hacer, pensé en invitar a sus padres para ir preparándolos a un futuro en que el joven viviera con ellos y pasara el día en un centro de salud o algún centro de trabajo del estado de Illinois. Al principio los recibió con suma agresividad, y temiendo perder el control nos pedía que lo sujetáramos o estuviéramos a su lado para impedir que se lanzara sobre ellos, aunque los podía atacar de palabra. Los padres aprendieron a presenciar sus desahogos de rabia sin asustarse y a darle ciertas expresiones físicas de cariño cuando Phillis y yo le dábamos algún masaje.

Después de 6 meses de trabajo, todos –incluso el personal de la unidad que a veces observaba las sesiones a distancia– palpamos un cambio extraordinario y pensamos, que de continuar el tratamiento, el muchacho podría regresar a su casa en un año más. El obstáculo era la ordenanza gubernamental que impedía que los pacientes permanecieran en el mismo hospital más de 6 meses. Los padres pusieron una demanda al Departamento de Salud Mental a fin de que prosiguiera el tratamiento iniciado por mí con la valiosa ayuda de Phillis Tengbladt, pero no tuvieron éxito. Se suspendió el tratamiento psicodramático-bioenergético y lo enviaron a otro hospital en donde lo tuvieron en una unidad de alta seguridad y con un tratamiento de modificación de conducta frío y mecánico, con lo que atrofiaron su desarrollo por la falta de contacto personal y de manifestaciones sinceras de aceptación y cariño.

Uno de los resultados que logra la terapia integral de la *psique* y del *soma* es ayudar al paciente a que acepte abiertamente su necesidad de calor, intimidad física y cariño sin temor a ser aniquilado. Este joven, no sólo nos permitió acercarnos, sino que él mismo nos pedía masaje, y, a veces, iniciaba expresiones de cariño a las que respondíamos sin traspasar el límite de su tolerancia y ansiedad, como aconseja

Lowen[35]. Además de lo anterior, los ejercicios bioenergéticos ayudaron al desarrollo de la sexualidad en este joven y a que él se diera cuenta y aceptara este proceso como natural.

Las técnicas psicodramáticas permiten que el paciente vea representados y en vivo sus propios temores y alucinaciones, lo que le ayuda a aceptarlos y a enfrentarse a ellos sin temor.

Además de la parte psicológica de la terapia basada en una franca y confiada relación personal con el terapeuta, ésta debe trabajar también la parte somática relacionada con su trauma original de inseguridad y replegamiento por temor a su propia aniquilación, con la consiguiente rigidez y frialdad de todo su cuerpo. Como punto de partida, hay que aumentar su energía por medio de la respiración profunda –abdominal y torácica- y por ejercicios en que se ponga en movimiento todo su cuerpo –brincos, bailes, zapateo, etcétera. Esto aumentará la aceptación de sus impulsos, así como sus sentimientos de tristeza, soledad y agresividad. El terapeuta deberá aceptarlos e intensificarlos, sea haciendo los mismos ejercicios con el paciente o actuando psicodramáticamente escenas anteriores y futuras cuyo recuerdo o pensamiento le causan tales emociones. Esto se hace mejor si el terapeuta bioenergético tiene además entrenamiento en psicodrama y trabaja en grupo o con algún asistente. En tercer lugar, el terapeuta debe fijarse en las tensiones y movimientos mecánicos y sin coordinación con los que el esquizofrénico hace los ejercicios bioenergéticos y diseñar otros ejercicios o dar masaje profundo, seguido de otro suave, en aquellas partes más tensas –ojos, quijadas, parte occipital de la cabeza, cuello, coxis, piernas, pies, etc.

No hay orden preestablecido en el tratamiento del esquizofrénico. El terapeuta debe estar alerta a todo lo que ve y oye y seguir el desarrollo que le marca el paciente, pasando del análisis de los mecanismos de defensa al relajamiento de las tensiones musculares que ve en el paciente y viceversa.

En resumen, el trauma básico que origina el carácter esquizofrénico está en el rechazo y hostilidad, abierta o inconsciente, de la madre, padre, núcleo familiar y personas importantes para el paciente. Por tanto, el enfoque del tratamiento consiste en darle al paciente la experiencia contraria: comprensión, aceptación y amor. El terapeuta que trabaje con esquizofrénicos tiene que tener conciencia de sí mismo, de sus limitaciones y de sus recursos y decidir si puede dar al esquizofrénico la seguridad que necesita. Debe también permitir un contacto físico seguro –sin ansiedad- con su propio cuerpo, pero sin imponer él mismo ese contacto para satisfacer sus necesidades personales. Nada es más difícil que trabajar con un esquizofrénico, pero también nada hay más satisfactorio para un profesional de la salud mental que ver el cambio del esquizofrénico cuando éste siente en la terapia el calor, amor y seguridad del terapeuta.

Podría describir muchos casos de esquizofrénicos que traté en el hospital psiquiátrico de Chicago y otros que he tratado en mi consultorio de Guadalajara. Pero me limitaré a uno más que me llenó de satisfacción.

---

35 Lowen, *Bioenergetics*, p. 172.

Se trata de un hombre de 30 años que vino a Guadalajara con una compañía transnacional y que llamaré Alex. Vino a mi consultorio por recomendación de un amigo mío y compañero de formación en bioenergética en Nueva York.

Alex solicitó la cita para verme poco después de haberse asentado en Guadalajara. En las primeras sesiones me explicó que no podía rendir en su trabajo por falta de concentración, sobre todo cuando sentía que se le rajaba la cabeza. Cuando le pregunté en qué parte de la cabeza sentía el mayor desquebrajamiento me dijo que en la frente, justo entre los dos ojos, por lo que no podía fijarse en lo que leía. Le pedí que se recostara boca arriba en mi mesa de trabajo y que respirara naturalmente. Su respiración era paradójica, como la llama Lowen, hundiendo el abdomen al inhalar. Después de que se relajó un poco, le dije que le iba a dar un masaje suave que le podría ayudar en su mal. Me froté fuertemente las manos y le di un masaje en toda la cabeza; al final le puse las palmas de mis dos manos sobre la frente mientras sincronizaba mi respiración con la suya.

Con este tratamiento se sintió mejor. En otras sesiones yo empleaba el mismo tratamiento siempre que se quejaba de algún desgarramiento de los brazos o tensiones fuertes en el pecho o en la espalda.

Para que el lector entienda lo que hacía con Alex, le explico que yo no creo en la eficacia "maravillosa" de estos contactos y masajes suaves en el caso presente, pero comprendí que Alex era esquizofrénico y que lo que me estaba pidiendo inconscientemente era que le hiciera una caricia, como le pide un niño a su madre cuando se queja de un pinchazo o dolor en la cara, en las manos y en los brazos. Alex nunca había recibido de su madre ni de su padre una caricia.

Cuando Alex empezó a hablar de sus relaciones homosexuales desde los 15 años de edad y del desgarramiento de su corazón por el rechazo o la falta de lealtad de sus amigos homosexuales, pensé suspender el tratamiento de los masajes suaves por el temor a que Alex le diera una interpretación sexual, pero reflexioné que me estaba adelantando al problema porque él no había hecho ninguna alusión a esto y que, suspendiendo el contacto al saber de sus relaciones sexuales, él se sentiría rechazado a causa de su problema. Así que mantuve y continué con éxito la técnica de los masajes cuando era necesario.

En otras sesiones, Alex expresaba fuertemente su disgusto porque chicas de la misma compañía lo veían con ojos de enamoradas. Para atacar este problema pensé introducirlo a mis grupos de psicodrama y bioenergética donde había hombres y mujeres. En la primera sesión, Alex se arrinconó algo enfurruñado al sentir que no era el centro de mi atención. Le dije que se acercara para presentarlo a todo el grupo; le puse una venda en los ojos y le pedí que saludara a los miembros del grupo que tendrían las manos extendidas frente al pecho. Yo lo dirigía como si fuera un ciego. Noté que Alex se acercaba más a los hombres que a las mujeres, sin duda porque podía sentir el aura de unos y otros, como explica el doctor J. Pierrakos. Cuando se acercó a una mujer del grupo, Alex echó un brinco hacia atrás y se alejó rápidamente. Cuando le pregunté por qué había hecho eso me contestó que sintió una cosa muy fea y peligrosa, como cuando se acercaba su madre; con ello confirmé que era esquizofrénico. A partir de esta sesión, Alex participaba más en las sesiones.

Después de un año de sesiones individuales y grupales, Alex me informó que había conocido a una chica muy inteligente en una ciudad del estado de Guanajuato y que le gustaba mucho. En este tiempo, sus sesiones privadas conmigo no eran regulares, sino sólo cuando se sentía mal somática o socialmente. Algunos meses después, Alex hizo una cita para verme de urgencia. Al llegar, me informó que iba a casarse con la chica de quien me había hablado y venía a invitarme a que asistiera a su matrimonio. Le prometí que asistiría con mucho gusto. Hubo un silencio de unos minutos y me pidió otro favor, diciéndome que al casarse con una mexicana pensaba nacionalizarse mexicano, y me pedía que le permitiera usar mi apellido antes que el de su padre añadiendo como razón "porque tú eres mi verdadero padre y, además, me has hecho hombre". Le sugerí que era mejor que conservara sus apellidos, tanto por razón de su trabajo, como por una posible herencia de sus padres ya que era el hijo único; pero que podría llamarme "tío" sin dar explicaciones de este parentesco por la diferencia de apellidos. Sobra decir que asistí con gusto a su matrimonio, y, un año después a la fiesta para celebrar el nacimiento de su hijo, me presentaba como "el tío Agustín". También puedo añadir sinceramente que lo veo casi como mi hijo y que me da gusto verlo porque hasta la cara, la mirada y el modo de andar le han cambiado.

El carácter oral

5

En este capítulo haré, primero, una descripción general de este tipo bioenergético fijándome en sus manifestaciones psíquicas; luego, apuntaré algunos rasgos físicos del mismo. En tercer lugar, indicaré la etiología que señala Lowen como raíz de la formación de este carácter y, finalmente, daré algunas indicaciones sobre su tratamiento basándome en mi experiencia con este tipo de personas y utilizando los tres puntos anteriores.

El oral es un carácter pregenital, o sea que empieza a formarse en los tres primeros años de vida. Una de sus características es la presencia de actitudes infantiles provenientes de la falta de satisfacción de la necesidad de calor, apoyo y contacto físico desde la infancia[1].

Con la esperanza de obtener ayuda de otros, está dispuesto a sacrificar su propia independencia. Tiende, por tanto, a mantenerse dependiendo de otros, apoyándose en ellos y temiendo que lo abandonen y dejen solo[2]. Cuando siente que no lo atienden y no le ponen toda la atención que él desea, se siente rechazado y cae en la depresión[3].

Por el dolor que el descuido y abandono de la madre le causó en la infancia, el carácter oral reprime conscientemente sus necesidades internas y todo impulso de pedir ayuda para satisfacerlas[4]. Sin embargo, inconscientemente busca siempre llenar las necesidades insatisfechas de la infancia incluso en sus relaciones sexuales gozando del contacto, calor y proximidad del consorte más que de su descarga sexual[5].

El carácter oral, aunque desconfiado de sus propios sentimientos, puede ser un tipo amable, agradable y no es extraño que escoja, por una especie de reacción inconsciente, un papel en la vida en que actúe como auxiliar, sostén y hasta terapeuta de otros, pero su acción está limitada por sus propias necesidades ya que, por haber reprimido la expresión de las mismas, lo que busca inconscientemente al dar es también recibir sin tener que pedir.

---

1 Lowen, *Bioenergetics*, p. 155.
2 *Ibid.*, p. 157.
3 Lowen, *Depression and the Body*, p. 43.
4 *Ibid.*, p. 267.
5 Lowen, *Love and Orgasm*, p. 163.

Su imaginación está siempre activa soñándose el centro de la atención y admiración de los demás, creyéndose más de lo que es en realidad[6]. Cuando el desaire –real o imaginario– de los demás viene a pinchar el globo de estas fantasías, se siente rechazado y puede caer en profunda tristeza y depresión[7].

Los orales son personas precoces que empiezan a andar y a hablar con anterioridad a los niños de su edad. De mayores les encanta hablar de sí mismos, de sus éxitos y triunfos en su trabajo, estudios y empresas, gozando infinitamente cuando tienen a su alrededor un grupo de admiradores[8].

Su misma ilusión de ser el centro de su círculo se basa, por contraste, en la experiencia primaria de la infancia de haber sido abandonados y descuidados. Por la insatisfacción de sus necesidades infantiles que tanto dolor les causó y la urgencia de llenarlas, se engañan con frecuencia al escoger como amigos o como consorte a personas que ellos se imaginan les servirán de apoyo y les darán protección y amor, pero que, en realidad, no resultan así ya que en su búsqueda se guiaron por su hambre y necesidad de cariño, más que por el conocimiento real de la persona. Dicho en otras palabras, sus necesidades les hacen ver cualidades inexistentes en otras personas, lo que les acarrea nuevas desilusiones y penas interiores al verse privados del amor y cariño que esperaban recibir y que buscaron guiados por sus necesidades de la infancia, como los sedientos caminantes del desierto se engañan por su sed y los espejismos del camino.

Las relaciones que establecen los orales con otras personas están llenas de engaños y desilusiones porque, aunque muestran atención y comprensión hacia los demás, su actitud es superficial. Además, exigen más de lo que dan y sus necesidades de atención y afecto parecen ser insaciables por más que reciban; siempre se quejan de no ser atendidos ni escuchados aun cuando los que viven a su lado estén esclavizados por sus exigencias[9]. Pueden llegar a ser los enfermos que tiranizan a sus familiares con dolores y males reales o imaginarios.

Como sus expectativas de ser atendidos son inmensas, cualquier falta de atención renueva el dolor de su infancia; se sienten rechazados y nutren en su interior un resentimiento profundo por una ligera falta de atención. El fantasma de ser rechazados y quedarse solos es un miedo profundo e inconsciente[10]. Por este miedo de ser descuidados o abandonados, que se remonta hasta la infancia, los orales pueden aferrarse a una persona, a una relación y hasta al lugar donde viven, temiendo cualquier cambio. Pero también pueden desarrollar una independencia exagerada con la que intentan cubrir sus necesidades sin pedir ayuda de nadie; e incluso cuando se les ofrezca una amistad o relación nueva, suelen rechazarla para no sentir el dolor de perderla y ser abandonados más adelante. Este deseo de hacerlo todo por sí mismos para no sufrir rechazo los hace precoces en su aprendizaje de andar y hablar, como dijimos antes[11].

---

6 *Ibid.*, p. 66.
7 Lowen, *Language of the Body*, p. 171.
8 *Ibid.*, p. 164.
9 *Ibid.*, pp. 169-170.
10 *Ibid.*, p. 168.
11 *Ibid.*, p. 184.

Por compensación al sentimiento profundo de impotencia e inseguridad, el carácter oral tiene y nutre una idea exagerada de su valor. Es el sentimiento infantil de omnipotencia. Sus sueños pueden indicarnos esta imaginación exaltada de sí mismo cuando el oral se sueña volando o haciendo maravillas con la admiración de cuantos le rodean. También puede reproducir el sentimiento de soledad al soñarse perdido y abandonado en un lugar desconocido.

El problema del carácter oral oscila entre la dependencia infantil de otra persona o institución –velada y pasiva o abierta y demandante- y la independencia exagerada que se niega a pedir o recibir ayuda de los otros para no sentirse dependiente[12].

RASGOS FÍSICOS

Las expresiones somáticas del carácter oral reproducen también las dos actitudes psicológicas extremas de dependencia e impotencia o la compensatoria de autosufi-

Apariencia física del carácter oral

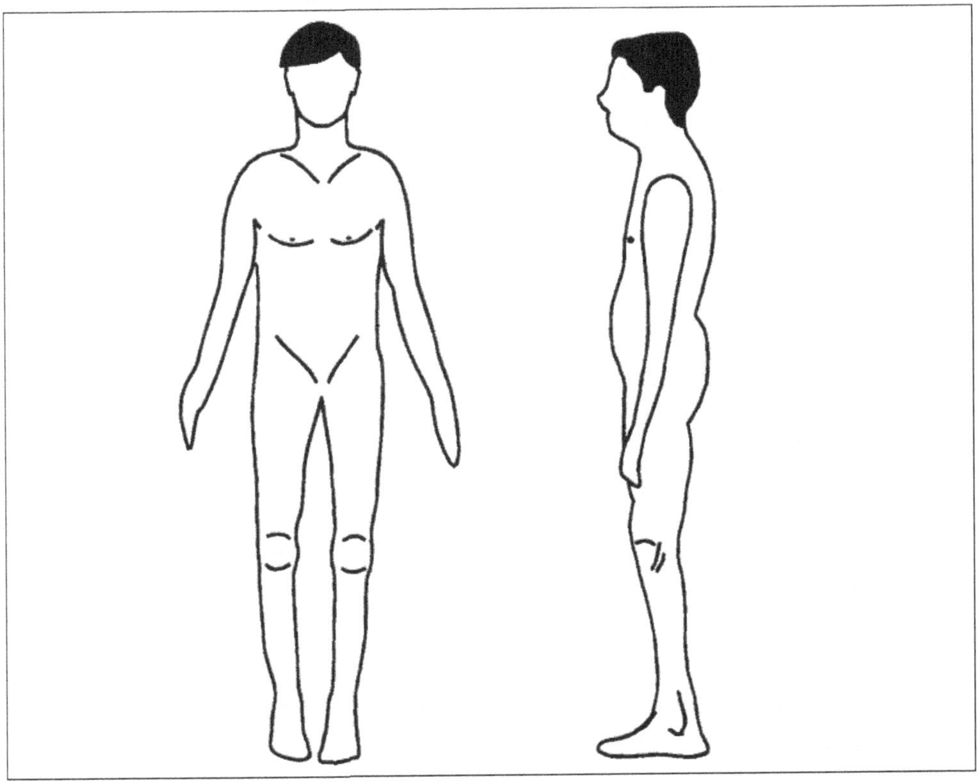

12 Lowen, *Bioenergetics*, pp. 171-172.

ciencia exagerada. Para cubrir su necesidad de depender de otros, el oral puede presentar una postura rígida y levantada, mirar a los demás con un aire de superioridad, ahogando sus sentimientos y desconfiando de ellos, pero ordinariamente su aspecto físico indica más bien una actitud de impotencia y debilidad. Su cuerpo es delgado y alargado, mostrando falta de energía en toda la periferia, pero principalmente en la parte inferior del cuerpo. Su piel es delgada y se lesiona fácilmente; sus ojos, tristes y suplicantes, muestran el deseo y anhelo de amor y cariño a pesar de su actitud compensatoria de no pedir ni necesitar de nadie. La cabeza, sostenida por un cuello delgado, está estirada hacia adelante y la barbilla un poco hacia arriba, como pidiendo de mamar. La respiración es superficial y torácica, sin que la región abdominal intervenga para nada. El pecho está hundido y, a veces, las costillas flotantes forman un borde hacia adelante que se destaca más al respirar. Al andar parece un niño que empieza a caminar, muestra una postura desmañada y los brazos cuelgan como apéndices echados hacia atrás. La pelvis es pequeña, los brazos y piernas delgados y con poca fuerza por lo que tiende a apretar las rodillas rígidamente para tener más fuerza. Los pies son chicos y delgados y el peso descansa sobre los talones.

La musculatura es débil en general; los músculos pectorales están contraídos manteniendo el pecho apretado y los hombros echados hacia adelante; el músculo trapecio parece vencido. Sus movimientos de los brazos y piernas carecen de coordinación[13].

Por su misma debilidad, se cansa pronto cuando emprende un ejercicio físico; si éste se prolonga, siente jaquecas, tensión en el cuello y desvanecimiento. También suele sentir tensión en los hombros y la base del cuello[14].

Según Lowen, la energía del oral fluye hacia la cabeza; sus funciones psíquicas tienen más vitalidad que las genitales y demás funciones físicas. Su cabeza parece ser la parte mejor desarrollada de todo el cuerpo[15].

La relación que existe entre las actitudes psíquicas y el aspecto y dinamismo somático es de simple correlación. Según Reich y Lowen, es el resultado de la misma energía que se manifiesta de igual manera limitada, tanto en las funciones psíquicas por los mecanismos de defensa, como en las somáticas –por las tensiones musculares y la coraza muscular cuando las contracciones y distorsiones somáticas se hacen crónicas. Tanto Reich como Lowen sostienen que las características físicas que hemos apuntado no se deben a la herencia, sino a represiones que empiezan por la parte psíquica y que se hacen inconscientes cuando pasan del sistema voluntario al autónomo. Según las explicaciones que dan estos autores, la represión de los impulsos biológicos del niño se inicia por la acción del ego ante la hostilidad, frustración o descuido del medio ambiente familiar, especialmente de los padres. Después, se refuerzan por actitudes sociales, religiosas y culturales que rodean al niño y que suelen coincidir con las de los padres. Una vez que esas tensiones somáticas se han hecho crónicas, el funcionamiento psíquico queda coartado por las mismas tensiones musculares; así que la influencia es mutua y las manifestaciones psíquicas y somáticas se corresponden unas a otras.

---

13 Lowen, *Language of the Body*, p. 165
14 *Ibid.*, pp. 174-175.
15 *Ibid.*, p. 180.

ETIOLOGÍA

Según Lowen, las tendencias psíquicas y las restricciones somáticas del carácter oral se deben a la falta de satisfacción de sus necesidades en la infancia, lo que provoca una fijación instintiva en ese nivel de desarrollo. Es un estado de privación, pero, no tanto de alimento físico, sino de amor y afecto por el descuido u ocupaciones excesivas de la madre dentro o fuera de casa, por enfermedad o muerte de la misma[16].

Lowen es categórico al afirmar que la fijación en esta etapa de la infancia se debe a privación y no a exceso de amor. Escribe al respecto: "No puedo aceptar que sea posible que un niño quede fijado en la etapa oral de su desarrollo a través de la satisfacción excesiva de sus necesidades"[17]. Dice también que el amor verdadero no puede ser excesivo; lo que puede ser excesiva es la limitación con que la madre atiende a su hijo. Cuando al niño se le atiende con demasiada ansiedad, ésta impide que satisfaga sus necesidades de amor y contacto físico, por lo que es posible que quede fijado en esta etapa aunque estén satisfechas sus necesidades de alimento.

Cuando el niño siente la necesidad de alimento, atención y cariño, llora espontáneamente: pero cuando su llanto no obtiene resultados positivos para alcanzar mayor atención, lo reprime y limita su respiración y movimientos, deja de pedir y espera pasivamente que sacien sus necesidades. De ahí parten las tendencias de esperar pasivamente recibir, sin pedir ni buscar, que hemos anotado antes, y la precocidad para andar y conseguir algo por sí mismo con una independencia prematura y exagerada.

Cuando la falta de satisfacción de las necesidades psíquicas y físicas se repiten en la pubertad y adolescencia, vemos el carácter adulto limitado y tímido en la búsqueda de lo que puede satisfacer sus necesidades de amor, contacto y atención. Sin embargo, esas carencias de la infancia pueden llenarse hasta cierto grado con relaciones posteriores en las que el individuo realmente satisfaga todas sus necesidades, lo que neutralizará bastante el efecto de las primeras privaciones, ya sea que estas relaciones sean familiares, sociales o terapéuticas.

TERAPIA

Hemos hablado ya de la enorme influencia que tiene el medio ambiente en el desarrollo del niño, lo que se comprueba todavía más con los estudios que se han hecho de gemelos idénticos que fueron criados y educados con familias diferentes que los adoptaron. Se verificó que el comportamiento de estos niños era diferente a pesar de tener la misma raíz genética.

---

16 *Ibid.*, p. 182 y Lowen *Bioenergetics,* p. 155.
17 Lowen, *Language of the Body,* p. 185.

También hemos dicho que la formación de un carácter bioenergético se inicia en la infancia, pero se afianza y robustece definitivamente por experiencias similares durante todo el tiempo del desarrollo, especialmente en la pubertad y adolescencia. Así como pueden robustecerse respuestas tímidas y evasivas a los impulsos biológicos naturales por presiones y restricciones sociales, también pueden debilitarse y extinguirse por la influencia de un ambiente psicológicamente sano.

De todo esto se deduce la enorme importancia que tiene la relación que se establezca entre el terapeuta y el paciente oral. La terapia debe dar una experiencia nueva, no simples interpretaciones teóricas, y una experiencia en que toda la persona del terapeuta entre en juego.

El terapeuta bioenergético debe oír empáticamente las quejas de la otra persona por el abandono, rechazo y desilusiones que ha sufrido durante toda su vida, tratando de colocarse bajo el punto de vista y experiencias del paciente, sin hacer ninguna evaluación interior ni exterior de la objetividad del problema.

Un entrenamiento serio en la terapia no-directiva de Carl Rogers le será utilísima al tratar a un paciente oral. Rogers insiste en la capacidad del cliente para encontrar el camino a la salud si el terapeuta le oye con atención y le muestra afecto sincero, pero sin mimarlo, esto es, sin hacer nada que el paciente pueda hacer por sí mismo. De esta manera, el carácter oral recibe la atención y cariño que deseaba, pero sin fomentar una actitud pasiva y dependiente.

Si el terapeuta respondiera con la misma ansiedad con la que una madre insegura de sí misma atiende a su hijo, quedaría esclavizado a todas sus demandas y el paciente no adquiriría nunca seguridad en el propio reconocimiento y satisfacción de sus necesidades. Si al terapeuta le falta seguridad en lo que hace, carece de profunda confianza en la capacidad de recuperación del paciente oral; si pretende hacer todo por él como si el otro fuera un inválido, el paciente no podrá dar paso alguno en la búsqueda de su independencia personal, ni tendrá nunca valor para tomar decisiones importantes en su vida.

Asimismo, el terapeuta debe estar atento a todas las expresiones somáticas en la estructura muscular del paciente y observar todos sus movimientos para ver si concuerdan con lo que dice. Si hay divergencia, el terapeuta deberá reforzar su atención y agudizar el "tercer oído" –del que habla Th. Reik– para escuchar los sentimientos de miedo, desconfianza, resentimiento y hasta rabia que se ocultan en expresiones afables y actitudes de complacencia hacia el terapeuta. Entonces, es tiempo de movilizar la energía a fin de que estos sentimientos reprimidos salgan a flote abiertamente.

La primera reacción de un niño y un paciente oral en una situación de *stress* es disminuir la respiración y con ello reducir el flujo de energía, los impulsos biológicos y los sentimientos que le causan miedo o ansiedad. Por tanto, el primer paso a seguir en terapia es procurar hacer más profunda la propia respiración y la del paciente, aumentando la capacidad torácica de éste y prolongando su exhalación para que aparezcan o estallen los sentimientos reprimidos, cuya expresión procurará intensificar aún más el terapeuta con ejercicios musculares bioenergéticos.

Recuérdese que el oral tiene la parte inferior del cuerpo –pelvis, muslos y piernas– menos desarrollada que la parte superior, por lo que el terapeuta bioenergético, al trabajar la parte somática del problema, hará que el paciente active mejor la energía de la parte inferior de su cuerpo por medio de ejercicios de arraigamiento (*grounding*), como el de estar de pie, con los pies bien plantados y paralelos, doblando las rodillas y haciendo presión sobre el suelo con los pies, mientras se hace respiración profunda prolongando la exhalación, pero manteniendo siempre el tórax recto de tal forma que haya una línea recta de gravedad. Este mismo ejercicio se puede efectuar sobre el pie derecho y luego sobre el izquierdo. Lowen y su esposa Leslie detallan otros muchos ejercicios para aumentar la energía de la parte inferior del cuerpo[18]. A los ejercicios en el consultorio, el terapeuta puede añadir otros como correr y trotar, para que el paciente efectúe entre sesión y sesión.

Recordemos también otros rasgos físicos fácilmente distinguibles en el carácter oral: el pecho hundido, la mirada suplicante y la voz suave y apagada que corresponden a su timidez y falta de asertividad tanto en los planes de su vida como en su relación con los demás. Para ayudarle a resolver estas tensiones, el terapeuta puede darle masaje profundo en esas áreas y utilizar varios ejercicios bionergéticos. Uno de ellos es hacerle respirar profundamente y exhalar largamente con el sonido *a* y luego con el sonido *o*.

Hay otros ejercicios que sirven para activar la energía tanto de las piernas como de la pelvis y del pecho. Uno de ellos consiste en poner al paciente de espaldas sobre el banquillo bioenergético. El paciente tendrá los pies bien plantados sobre el suelo y la pelvis colgando libremente. En esta posición, el terapeuta pedirá al paciente que respire profundamente con abdomen y pecho mientras le da masaje a los músculos intercostales y al pectoral mayor para extender la caja torácica.

Otro ejercicio que activa igualmente la energía del pecho, pelvis y piernas es el arco chino. Éste consiste en ponerse de pie bien afianzado sobre el piso y con los dedos de los pies ligeramente vueltos hacia adentro a una distancia de 50 ó 60 centímetros. El paciente doblará las rodillas y se inclinará hacia atrás lo más que pueda, con los puños de las manos en la región lumbar para empujar la pelvis hacia adelante. En esta posición el terapeuta le hará respirar profundamente con abdomen y pecho hasta que se produzca una vibración de todo el cuerpo. Ésta se aumentará más si el paciente levanta los brazos y los mantiene en alto con ayuda del terapeuta o algún otro sostén que le permita conservar esta posición y apoyarse en la punta de los pies.

Como no hay caracteres puros al cien por cien y los pacientes muestran distintas tensiones según su personalidad, el terapeuta bioenergético se fijará en ellas y tratará de disminuirlas con ejercicios apropiados, pero recuérdese que la terapia bioenergética no consiste en ejercicios físicos de gimnasia, sino en ejercicios apropiados a las tensiones musculares relacionadas con los problemas psicológicos que presenta el paciente, los cuales deben dilucidarse o trabajarse con la modalidad terapéutica que mejor maneje el terapeuta.

---

18 Lowen, A. y L. Lowen, *The Way to Vibrant Body*.

He dicho que ningún carácter o tipo bioenergético se hereda desde el punto de vista genético; todos son producto de experiencias que el niño y el adolescente han tenido en esas etapas de su desarrollo físico y psíquico, y que se graban en el cerebro.

Al hacerse crónicas, estas grabaciones se hacen inconscientes; para cambiar estas grabaciones inconscientes de las experiencias de la infancia y de la adolescencia no bastan explicaciones e interpretaciones de esos traumas porque muchos de ellos se originaron antes del desarrollo del lenguaje.

Para modificar las reacciones inconscientes de los tipos bioenergéticos, se necesitan vivencias contrarias a las que se tuvieron en la infancia y adolescencia, como dice el mismo Reich[19]. Expresiones verbales de afecto pueden ayudar un poco a aliviar las tensiones emocionales, pero no sirven para borrar las grabaciones cerebrales hechas en la infancia y la adolescencia si no van acompañadas de experiencias de amor y estima. Estas experiencias pueden darse fuera de la relación terapéutica por familiares y amigos, pero en la terapia son la razón básica del éxito de la misma.

En todas las relaciones terapéuticas no hay nada más próximo a la realidad positiva familiar y social que la que se establece en las sesiones grupales de psicodrama en las que los pacientes –niños, adolescentes y adultos– escenifican espontáneamente, con ayuda de los demás asistentes a las sesiones, los incidentes traumáticos de la infancia y adolescencia. Después, se dramatizan las mismas vivencias de ese entonces, pero cambiando a su gusto o necesidad las actitudes de sus padres, maestros y otras personas involucradas quienes dan al paciente lo que no recibió de sus progenitores; por ejemplo, el trato de amor y respeto con el que quisieran haber sido tratados.

Es sorprendente observar que cuando los niños y adolescentes tienen la posibilidad de expresar libremente sus sentimientos sin temor a castigos, pueden escenificar espontáneamente las situaciones de su infancia y las fallas y defectos que hubo en su familia, para después escenificar constructivamente esas mismas experiencias, pero, con padres sustitutos que corrijan los defectos de su familia biológica. Esto lo pude confirmar en sesiones de psicodrama que realizaba en villas de verano en Chicago, en las que los niños y adolescentes escogían a otros niños, adolescentes y adultos que dramatizaban, según ellos les indicaban, las escenas y experiencias que les habían hecho daño en su casa y escuela, y después escenificaban las mismas experiencias pero cambiando la acción de los padres y maestros, de manera que quedaran satisfechos. De esta manera, sus experiencias primitivas dolorosas se cambiaban en experiencias positivas.

También pude observar que los niños y niñas de 7 a 12 años hospitalizados en el Hospital Psiquiátrico de Chicago –incluso los autistas– podían representar espontáneamente el daño que les habían causado sus padres y maestros, y después escenificar las mismas experiencias pero con padres y maestros sustitutos que les dieran cariño y les tuvieran respeto y confianza.

Asimismo trabajé en Chicago durante seis meses con un grupo de jóvenes –hombres y mujeres– de 18 a 20 años que habían estado recluidos en la peor correccional

---

19 Reich, *Character Analysis,* pp. 305-310.

de Chicago, llamada Audi Home, y que estaban a prueba antes de darlos completamente de alta. Las sesiones psicodramáticas con estos muchachos eran ruidosas y violentas, con empujones y con expresiones soeces y sucias; en ellas dramatizaban espontáneamente el mal que habían recibido en su casa y en la misma correccional; después podían visualizar y escenificar los planes que tenían al estar completamente libres de la correccional y formar sus familias de una manera distinta a la de su origen. Estos chicos, a pesar de su violencia y agresividad, no se contentaban con palabras y planes para el futuro; también se ayudaban mutuamente tratando de conseguir ser admitidos en varias escuelas para terminar su secundaria y conseguir trabajo para subsistir.

También en México he tenido la oportunidad de trabajar con jóvenes orales que habían intentado o intentaban cometer suicidio a causa del dolor y desesperación que sentían por vivir en una familia fría y en una lucha constante en la que no había amor ni comprensión de unos con otros o al ver rota una relación de noviazgo o matrimonio con la que esperaban satisfacer las necesidades de amor y cariño que en los orales son más fuertes que en los otros tipos bioenergéticos. Escenificaban, primero, las situaciones del propio suicidio y su funeral pomposo con el que se cubría la falta de aceptación y de amor en la familia. Después de expresar su dolor y su depresión con lágrimas y agresividad, lograban visualizar y escenificar un futuro de esperanza en el que era posible satisfacer su necesidad de amor y aceptación.

Con la experiencia que he tenido con niños, jóvenes y adultos tanto en Estados Unidos como en México, puedo afirmar que las grabaciones de experiencias y reacciones traumáticas que se han tenido en la infancia y en la adolescencia no se cambian ni modifican con fármacos ni con consejos psicológicos, sociales y religiosos, sino con experiencias de amor, respeto y comprensión de parte del terapeuta y, especialmente, de parte de los asistentes a sesiones psicodramáticas en que se ven sin miedo las escenas de privación y de dolor que se habían hecho inconscientes, con efectos dañinos psíquica y somáticamente, a través del sistema autónomo simpático. Después de vaciar la energía reprimida del sistema nervioso simpático, es necesario activar el sistema parasimpático con experiencias positivas que borren las del pasado y que den luz y fuerza para actuar madura y positivamente en el futuro.

El carácter masoquista

6

En este capítulo aclararé, en primer lugar, el concepto de masoquismo que sostienen Reich y Lowen contra la posición de Freud. Luego, indicaré las actitudes psicológicas y los rasgos físicos que muestran los individuos masoquistas siguiendo las observaciones clínicas de Lowen y de mi propia experiencia. Finalmente, apuntaré la etiología que sugiere Lowen y algunas indicaciones de mi experiencia para la terapia de este tipo bioenergético.

Antes de Reich y de Lowen, por masoquismo se entendía una perversidad por la que el paciente goza atormentándose. Freud creía que esta perversión era resultado del instinto de muerte. Reich escribió un artículo –que con dificultades se publicó en 1932 por la oposición de la Sociedad Psicoanalítica- refutando esta posición de Freud. Una traducción al inglés apareció en 1944, y, finalmente, el artículo formó parte del libro *Análisis del carácter* en su segunda edición de 1945[1].

Reich habla del masoquismo como una actividad defensiva debida a las represiones sociales de la búsqueda del placer, no como un instinto biológico de sufrimiento y de muerte. Es un medio de supervivencia en un medio ambiente y circunstancias hostiles a los cuales el individuo debe ajustarse y someterse para recibir aceptación, incluso a costa de negar sus propios impulsos y sentimientos[2].

Según Lowen, el carácter masoquista es el resultado de una presión continua ejercida por las exigencias de padres y maestros, que aplastan no sólo la búsqueda de placer del sujeto sino también su propia individualidad y asertividad[3]. A partir de las experiencias infantiles en que el *ego* fue aplastado por las exigencias de la madre, el masoquista tiene siempre duda de sí mismo y desconfianza de los demás[4].

El masoquista muestra sumisión externa al gusto y disposiciones de los demás, especialmente al de personas que considera superiores a él en cualquier sentido, pero en su interior guarda siempre un fuerte sentimiento contra la autoridad y hondos sentimientos de hostilidad y negatividad.

---

1 Aparece en la tercera edición como capítulo XI, pp. 208-247.
2 Reich, *Character Analysis*, p. 219.
3 Lowen, *Bioenergetics*, p. 229.
4 Lowen, *Language of the Body*, p. 206.

Las presiones externas del ambiente hacen que la agresividad del masoquista quede sepultada y reprimida a tal grado que es incapaz de usarla ni en defensa propia ni en la búsqueda de sus fines, y esto se manifiesta posteriormente en un *superego* torturante y en su propia musculatura.

Habiendo perdido la noción de lo que quiere y de lo que intenta realizar, la autoestima del masoquista depende siempre de la sumisión a los demás y de su aprobación[5]. De niño, aparece siempre como el niño bueno y obediente; después, como el hombre responsable que acata y se somete servilmente a las disposiciones de los que tienen autoridad sobre él[6]. Al reprimir su rebeldía y agresividad, el masoquista reprime fuertemente también la expresión de todos sus sentimientos[7].

Lowen define el masoquismo como un estado psíquico en que el individuo ha perdido el respeto de sí mismo, con fuertes sentimientos de inferioridad mezclados con otros de superioridad que mantiene a raya[8].

El carácter masoquista, como el oral, es un tipo pregenital, esto es, empieza a formarse antes que aparezcan los impulsos sexuales. Sin embargo, cuando llega a la edad de 12 años, al sentir impulsos sexuales, su expresión sexual está ya bastante limitada por sentimientos de culpa, humillación y degradación[9]. Más tarde, por razones no muy claras, su atracción es por personas de mayor edad que él[10]. También suele sentirse atraído por personas a quienes siente con un estatus o posición por encima de la suya en cualquier aspecto –económico, social, intelectual, etcétera– lo que, a la larga, refuerza la misma actitud de sumisión al superior.

En general, el masoquista es una persona que se ve atrapada entre sus impulsos, que son siempre vigorosos, y sus esfuerzos para mantenerlos a raya y sin expresión. Bajo distintos aspectos, el masoquista tiene un historial de esfuerzos y fallas, de empeño y retroceso, mostrándose indeciso o impulsivo al intentar romper sus propias barreras[11]. Todo tiene que hacerlo con esfuerzo, y esto lo manifiesta físicamente apretando el abdomen y los glúteos, lo mismo que las quijadas, y hasta mordiéndose la lengua[12]. Se queja continuamente, y, en realidad, es una persona aprisionada con los cerrojos de un *superego* exigente que no le deja un momento de paz. No es extraño que se sienta a punto de reventar por las presiones internas, e incluso puede llegar, en casos extremos, a dañarse físicamente en un intento de romper su presión interna o para castigarse por la expresión de su agresividad o sexualidad. En personas criadas en una cultura religiosa exigente, el masoquista resulta un escrupuloso que en todo ve pecados y que hace penitencias exageradas para expiarlos.

---

5 Lowen, *Depression and the Body*, p. 86.
6 *Ibid.*, p. 161.
7 *Ibid.*, p. 162.
8 Lowen, *Love and Orgasm*. 116.
9 *Idem*.
10 *Ibid.*, p. 123.
11 Lowen, *Language of the Body*, pp. 153-154.
12 *Ibid.*, p. 200.

RASGOS FÍSICOS

El masoquista tiene mucha energía, pero la tiene fuertemente reprimida por una musculatura apretada. La expresión externa de esa energía queda por eso limitada como puede verse en sus ojos tristes[13]. El cuerpo del masoquista es generalmente corto, fornido y musculoso; tiene el cuello corto y grueso como de toro, la cabeza parece metida entre los hombros por el músculo trapecio inmóvil y vencido. Mantiene la pelvis echada hacia adelante con el trasero apretado dando la impresión del perro asustado con la cola entre las patas. Lowen apunta que la piel del masoquista tiene un tinte pardusco y vello abundante. Las mujeres masoquistas tienen más vello de lo ordinario en la parte inferior del cuerpo; sus glúteos son anchos y los muslos son abultados y fuertes. Tanto hombres como mujeres muestran constricciones en la garganta similares a la del trasero. Su voz es quejumbrosa y su hablar es entre dientes por las mismas restricciones de la garganta[14].

Apariencia física del masoquista

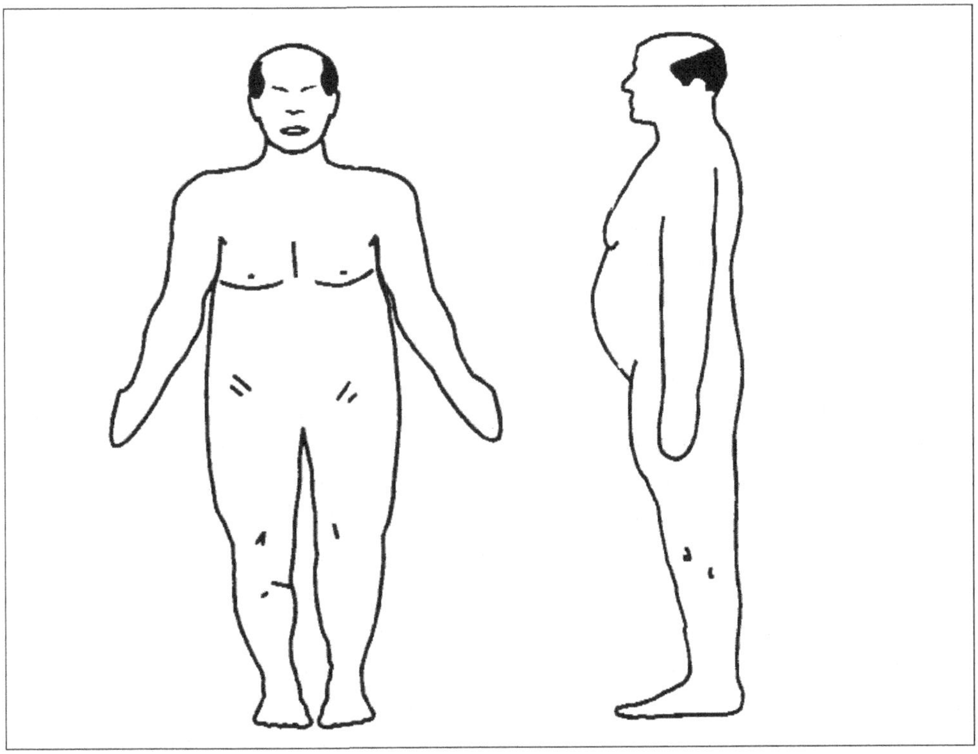

13 Lowen, *Bioenergetics*, p. 163.
14 *Ibid.*, pp. 164-165.

Lo más notable en el masoquista desde el punto de vista físico es su cuerpo musculoso y fuerte; la espalda, abultada, como acostumbrada a cargar enormes pesos de trabajo y obligaciones que le han echado y que él soporta reprimiendo su negatividad y agresividad. De ahí que las mayores tensiones del masoquista pueden palparse en el cuello, la garganta, la espalda y los glúteos planos y comprimidos[15].

También es notable en el masoquista, puesto en situaciones desconocidas o ante personas de autoridad, una sonrisa fija que implora perdón o aceptación ante sus posibles faltas. Es la sonrisa del niño bueno que quiere agradar, incluso sometiéndose a toda clase de restricciones por más injustas que sean. Tras esa sonrisa forzada hay un fondo profundo de hostilidad[16].

Por el esfuerzo que el masoquista hace para mantener a raya su energía, la parte superior de su cuerpo parece embutida en la inferior. Según la terminología de Reich, en el masoquista hay mucha estasis o exceso de energía que le causa tensión y ansiedad y que, a veces, trata de resolver apretando los genitales o por medio de la masturbación, lo que aumenta enormemente sus sentimientos torturantes de culpa, que le pueden llevar hasta a lesionarse a sí mismo con cilicios u objetos punzantes.

Todas sus funciones físicas y psíquicas, especialmente las genitales y excretoras, son ejecutadas con esfuerzo, como tratando de romper la malla que lo aprieta y constriñe; algunos aprietan los puños y los dientes cuando ejecutan alguna de estas funciones[17]. De ahí que el masoquista encuentre muy poco placer aún en la actividad sexual, ya que se hace con esfuerzo y con la ilusión de complacer al consorte más que de obtener gozo para sí mismo[18].

ETIOLOGÍA

Según Lowen, el carácter masoquista empieza a formarse en la infancia en el seno de la familia y sigue reforzándose en la pubertad y adolescencia por presiones similares. En la familia del niño masoquista hubo amor e interés por el niño, pero estaba condicionado a su sumisión incondicional a las exigencias de la madre, impuestas a la fuerza o por estratagemas de sentirse la víctima, cargando con sentimientos de culpa al infante que pretendía rebelarse. El padre aparece como una figura pasiva y sujeta a los caprichos de la madre por "amor a la paz" o alejada y sin interés en la educación de los hijos, por lo que el niño no tiene apoyo en su resistencia y termina por someterse él mismo y ser el "niño bueno". La madre es la que regula al detalle sus necesidades de comer y eliminar: el niño come lo que no le gusta y al controlar la eliminación aprieta los músculos y las quijadas para reforzar los esfuerzos del esfínter que aún no está desarrollado ni es suficientemente fuerte. La sumisión extrema y la rebelión interna solapada son las

---

15 Lowen, *Depression and the Body*, pp. 126-127.
16 Lowen, *Language of the Body*, pp. 126-127
17 *Ibid.*, p. 200.
18 *Ibid.*, p. 225.

características psicológicas del masoquista que están relacionadas con las tensiones del ano, la pelvis y los glúteos estrechos y apretados. En la parte superior el masoquista tiene tensiones en la garganta y quijadas y una voz doliente y quejumbrosa.

La madre es una persona insegura en el desempeño de la maternidad y tiene una preocupación ansiosa y excesiva por la alimentación del niño y las funciones de eliminación, sin atender a otras necesidades de contacto, amor y seguridad del infante. Le obliga a comer cuando ella cree que lo necesita, sin atender a gustos o falta de hambre del pequeño; asimismo, las funciones de evacuación están programadas al tiempo y hora que ella ha determinado, forzando al pequeño a hacer esfuerzos supremos para complacerla en este sentido. Más adelante, el joven y el adulto no sabrán exactamente lo que quieren y necesitan, y su cuerpo se verá apretado y con tensiones en pelvis y garganta y con necesidad de hacer un esfuerzo para romper la malla física y psíquica que le oprime tanto al hablar como en las funciones genitales y de eliminación[19].

La madre se muestra así de exigente, no por falta de interés por el niño, sino por su inseguridad y falta de confianza en sí misma y en el niño. Cree que si ella misma no sigue la infinidad de reglas que ha heredado de su familia y de su cultura, no cumplirá con su deber y el niño será un fracasado. Todavía está bajo las tradiciones rígidas de que el hombre está siempre inclinado al mal y que, de no sujetarlo y domesticarle como animal salvaje desde los primeros años, será un hombre malo. Los fracasos continuos del carácter masoquista en la edad adulta son el fruto del miedo excesivo que tenían sus padres al fracaso. Su actitud ante la vida es de fracaso porque ése fue el patrón que recibió de sus padres y maestros en sus primeros años. Será un niño "bueno" y un hombre que quiere cumplir con todas las leyes y tradiciones, pero no sabe qué hacer de su vida. Si emprende algo, desiste porque su obsesión y su convicción es que ha de fracasar[20].

Actitudes exageradas, ya sean éstas moralistas, sociales, políticas o económicas, vienen a robustecer el carácter masoquista atormentado con remordimientos y escrúpulos en cualquier actividad. Da lástima ver a ciertos individuos masoquistas con miedo de Dios y de todo lo que les rodea en la sociedad, poniendo toda su energía en reprimir y controlar todos sus impulsos y "ser buenos", y terminar siendo "buenos para nada", inseguros y fracasados en todo lo que emprenden[21]. Todo su empeño es controlarse y suprimir lo que lleve a su realización personal, si esto implica salirse de las reglas impuestas.

TERAPIA

Lowen confiesa en distintos lugares de sus libros que la terapia del carácter masoquista es sumamente difícil porque exige mucha comprensión y mucha paciencia por

---

19 Lowen, *Bioenergetics*, p. 165.
20 *Ibid.*, p. 229.
21 Lowen, *Language of the Body*, p. 206.

las quejas continuas y las provocaciones hostiles del paciente[22]. Pero el conocimiento de los rasgos psicológicos y físicos del masoquista y la etiología hipotética de su formación y consolidación ayudarán al terapeuta a formarse un plan de trabajo.

En terapia, la preparación personal del terapeuta es indispensable para poder ofrecer al masoquista una experiencia real y vivencial que le ayude a romper sus cadenas y liberar su energía a fin de emplearla en funciones biológicas satisfactorias y actividades sociales y profesionales constructivas.

La supresión de su individualidad para sujetarse a las normas impuestas por los padres y la esclavitud a una cultura que ahogue su personalidad deben interrumpirse. ¿Cómo? No dando más reglas ni imponiendo el modo de pensar, sentir y obrar propios del terapeuta. Hacer esto, directa o indirectamente, sería reforzar las cadenas y la sumisión esclavizante del masoquista; cambiaría de amo, pero no de estado de esclavitud. El terapeuta bioenergético debe estar preparado para aceptar el sabotaje y la rebeldía –directa o indirecta– del masoquista. Esto le será fácil si él no tiene el proyecto de imponerle su modo de pensar y ser. Para esto le servirá haber pasado por un entrenamiento serio en la *terapia no-directiva* de Carl Rogers. Si el terapeuta no impone sus leyes ni sus teorías, no tendrá miedo a la agresividad y rebelión pasiva del paciente. Aun cuando el masoquista dirija abiertamente su hostilidad contra el terapeuta, éste podrá sentirse libre y seguro para aceptar y hasta intensificar la agresividad solapada del paciente hasta que ésta sea abierta y descarada; así podrá eliminarla más rápidamente y dar lugar a la expresión de sentimientos internos y agradables que quedaron suprimidos en la infancia[23].

Para esto pueden servir ejercicios bioenergéticos que suavicen las tensiones resultantes de la hostilidad reprimida que se encuentra en el cinturón escapular o en los hombros. Entre estos ejercicios está el de dar golpes a un colchón; el individuo se pondrá frente a una cama o mesa de masaje y, levantando los brazos lo más alto y hacia atrás que pueda, golpeará fuertemente el colchón al mismo tiempo que grita "¡No!". Otro ejercicio consiste en ponerse de pie y doblar los brazos poniendo los codos a la altura y en dirección de los hombros; en esta posición, el individuo empujará fuertemente los codos hacia arriba y atrás como quien quiere librarse de quien lo aprisiona; de esta forma, el movimiento estimulará el músculo trapecio y el individuo aprenderá a defenderse.

Recuérdese que el masoquista tiene apretada la garganta, el ano y los genitales, por lo que conviene darle masaje alrededor del cuello y hacer ejercicios que suavicen la rigidez de la pelvis, como el movimiento de "hula-hula" o dar golpes con el trasero y la cadera a un colchón que estará recargado en una pared. También sirve que el paciente se ponga "a gatas" imitando la posición del perro con la cola entre las patas: el trasero sumido y la cabeza agachada; el ejercicio consiste en levantar el trasero al mismo tiempo que endereza la cabeza, volver a la posición inicial y repetir varias veces el movimiento con la mayor fuerza posible. Pero pensando, al mismo tiempo, en liberarse de las personas que lo han aprisionado.

---

22 *Ibid.*, p. 194.
23 *Ibid.*, p. 126.

Otro ejercicio muy útil consiste en lo siguiente: el individuo se sienta con las manos sobre las rodillas y la cabeza agachada en posición de sumisión mientras que el terapeuta, de pie, hace presión sobre la cabeza del paciente empujándosela hacia abajo para hacerle sentir, en forma más palpable, su yugo, al mismo tiempo que repite las normas y mandatos que el sujeto ha recibido durante toda su vida, por ejemplo: "debes ser bueno", "tienes que ser trabajador", "debes ser obediente", etc., o las que conoce por boca del paciente: el individuo deberá hacer un esfuerzo para levantarse repitiendo la palabra "¡No!", apoyando firmemente los pies en el suelo y levantando, primero, el trasero hasta que logre enderezar los piernas; después, se puede apoyar en los brazos del terapeuta, quien seguirá haciendo presión hacia abajo, hasta que el sujeto logre enderezar completamente el tórax y, finalmente, la cabeza, empujando sus brazos hacia arriba y atrás en un movimiento liberador al mismo tiempo que el "¡No!" se convierte en un grito abierto y fuerte. No es cuestión de luchar para ver quién puede más; el terapeuta le dejará ganar en cuanto el paciente haga un verdadero esfuerzo por levantarse de la posición de sumisión en la que se encontraba.

Estos ejercicios, además de liberar la energía encadenada en el cuerpo, le traerán al paciente recuerdos de situaciones en las que se sentía aprisionado por tantas normas y mandatos a los que tenía que someterse, por lo que es conveniente revivir esas situaciones con técnicas psicodramáticas para que la terapia sea más completa[24].

El masoquista es un organismo apretado y usa toda su energía en mantener sus brazos, sus piernas y, en general, todo su cuerpo rígido para controlar mejor todos sus impulsos. Para contrarrestar esta rigidez, el terapeuta puede inducirle a que haga movimientos espontáneos sin seguir ninguna regla o que interprete libremente, con movimientos de su cuerpo, música de ritmo lento o rápido para que aprenda a sentir su cuerpo y a expresarse independientemente de reglas y normas establecidas.

Los pacientes suelen reaccionar en terapia como reaccionan ante cualquier situación desconocida que les produce *stress,* así que el terapeuta debe aceptar que el proceder del masoquista es un continuo empezar y desistir, con entusiasmo un día y completamente desesperado otro. Ahí es donde se prueba la actitud interna del terapeuta, a saber, si realmente va junto al paciente en los pasos que da hacia adelante y hacia atrás, o está todavía influenciado por su propia imagen de omnipotencia profesional que choca con el paso lento del paciente. El masoquista es un niño grande que no ha aprendido a andar, pensar y sentir por sí mismo y, aunque siente resentimiento porque se le ha obligado a seguir siempre las disposiciones de otros, por su propia inseguridad, exige que el terapeuta le dé pautas concretas o se queja de que no se le ayuda lo suficiente. El terapeuta debe estar atento a no caer en esta trampa, porque de no ser así el paciente nunca podrá confiar en sí mismo probando sus propias fuerzas, cayendo y levantándose en todo lo que emprende. También ayudará que, después de repetidas narraciones de sus fallas y errores, el terapeuta le pida que escriba o relate su autobiografía, pero basándose sólo en casos en los que ha tenido éxito.

---

24 Cfr. J. A. Ramírez, *Psicodrama: Teoría y práctica.*

A medida que la terapia progresa, se podrá observar que el masoquista camina más erguido, con la cabeza levantada y los glúteos hacia atrás. Su voz será más clara y sus ojos chispeantes mirarán con más serenidad y menos tristeza. Su actitud será también de mayor seguridad y confianza por los éxitos que va logrando en la terapia y en su vida fuera del consultorio.

Lowen señala además los siguientes objetivos en la terapia del masoquista, a saber: ayudarle a sobreponerse a la compulsión de cargarse de trabajo y hacer grandes planes que, al fallar, reforzarían su sentimiento de no poder hacer nada y fallar siempre; ayudarle a tolerar la ansiedad que le sobreviene al tener éxito como persona que no está acostumbrada a "respirar en las alturas"; animarlo a tener más cuidado de sí mismo, de su ropa y presentación y encontrar lo que realmente le gusta y, finalmente, a tener confianza en la expresión de sus afectos negativos y positivos[25].

La terapia con tipos masoquistas, sobre todo con mujeres, es lenta y larga como lo he comprobado en los quince años que llevo trabajando en México. Por razones culturales y religiosas, la mujer tiene que aparecer y obrar como una niña buena y servicial en el seno de la familia, en la escuela y en círculos sociales y religiosos. El tipo masoquista se refuerza por presiones sociales y religiosas que le obligan a estar sujeta a su marido *en todo* sin derecho de salir a la calle sin permiso de su marido, ni siquiera para visitar a sus familiares. Cuando les pregunto en terapia qué les gustaría hacer para sí mismas ya que todo su tiempo lo han dedicado al servicio de los demás, se quedan sin saber qué contestar; si se les ocurre comprar algo, es para darlo a algunas de sus amigas o hijos; ellas no se consideran con derecho de gastar algo para sí mismas aunque con ello no se desbalancee la economía de la casa, que depende siempre del tradicional diario que da el marido. Esto lo he visto con tristeza hasta en mujeres de clase media, y para qué decir nada de la clase pobre. La mujer rica se puede independizar un poco más; y si tiene más dinero que el marido, se cambian los roles: el marido tiene que estar sujeto *en todo* a sus gustos y caprichos.

No puedo referir resultados espectaculares con mujeres masoquistas que han venido a terapia conmigo; pero me da satisfacción que, por lo menos, logran sacudirse algunas cargas que sus maridos, familiares y la sociedad en general les han puesto sobre la espalda como si esto fuera ley natural irreversible.

También han venido a mi consultorio hombres masoquistas que han asumido la responsabilidad de la familia desde su adolescencia por la muerte de su padre o su abandono del hogar. Después de salvar la familia económicamente, siguen cargando con los problemas de los hermanos, sobrinos y de todos los que los joroban incluso muscularmente con problemas que no son suyos. En terapia han aprendido, poco a poco, que ellos no están obligados a cargar y resolver los problemas de todo el mundo.

El progreso terapéutico de estas personas es lento porque debe ser vivencial; si lo hicieran por presiones del terapeuta, no aprenderían a obrar por propia iniciativa y así no se modificaría su carácter masoquista. El terapeuta debe tener confianza en la

---

25 Lowen, *Language of the Body*, p. 210.

tendencia y capacidad de todos los pacientes de buscar y elegir lo que es mejor para ellos mismos. Dar reglas y consejos a los masoquistas refuerza su sentimiento infantil de que no pueden hacer nada por sí mismos. Éste es un escollo en que caen los terapeutas que creen que lo saben todo y que esperan resultados rápidos y espectaculares si el paciente sigue puntualmente las orientaciones que ellos dan.

En quince años que llevo trabajando en México han venido a mi consultorio más masoquistas que en los 25 años que trabajé en Chicago, pero también allá se dan casos como el que voy a describir:

Un industrial de clase media superior mandó a terapia a su mujer porque no cumplía con sus obligaciones de casa. Como no acostumbro pedir información sobre los problemas de los pacientes, esperé tranquilamente a que viniera la señora Stern el día y a la hora indicados. La señora se presentó en mi consultorio en el día y a la hora fijados esperando que yo le hiciera preguntas acerca de las acusaciones de su marido. Pero como yo no sabía detalles de todo eso, ella empezó a quejarse de que se sentía oprimida y como esclava de su marido porque cada día tenía que cocinar lo que le mandaba el marido; que no le permitía visitar a sus parientes ni ir a la iglesia por la mañana insistiendo en que su obligación primaria era atenderlo a él y limpiar y arreglar bien toda la casa. Le pregunté en qué parte de su cuerpo sentía el peso de su esclavitud y que me lo mostrase en pantomima. Se inclinó profundamente, apretando los brazos y agachando la cabeza hasta los muslos; después de un momento, le sugerí que fuera cambiando esta postura levantando la cabeza y el pecho hasta erguirse; que respirara profundamente y que pensara cómo podría descargar de su espalda alguna de las obligaciones que le imponía su marido sin que con esto se le cayera la casa encima. Repitiendo este ejercicio, se le ocurrían pequeños detalles que podía dejar de hacer o hacerlos a su gusto: éste era su trabajo personal cada semana. Después de seis meses, se presentó el marido en mi consultorio para cancelar las sesiones diciendo que la terapia no había servido para nada porque la mujer estaba peor: antes saboteaba sus órdenes y ahora se rebelaba y dejaba de cumplirlas abiertamente. De mi parte, me dio la satisfacción de que la terapia había servido de algo; la señora Stern podía hacer las faenas de su casa a su tiempo y a su gusto e ir a la iglesia a tocar el órgano en los servicios religiosos cuando ella quería.

El carácter psicópata

7

Éste es el tipo que más ha intrigado a Lowen desde su primer libro: *Physical Dynamics of Character Structure* (1958) hasta el último: *Narcissism* (1983) en que finalmente quiere decir la última palabra sobre este carácter. En este libro ha preferido usar el término de narcisista al de psicópata y ha hecho diversas clasificaciones de este tipo según el grado de patología.

En esta exposición, prefiero usar el nombre de psicópata por ser el más usual; asimismo, trataré de dar una idea general del mismo sin atender a las divisiones que hace Lowen del narcisismo; al fin y al cabo, toda descripción es un retrato compuesto que no puede verse en ningún individuo en particular, sino en sus rasgos generales. El terapeuta bioenergético debe tener en cuenta que no hay caracteres cien por cien puros; que cada paciente puede mostrar características de distintos tipos, y guiarse en su trabajo por los rasgos más dominantes pero sin descuidar las manifestaciones psíquicas y somáticas de otros caracteres que presente el paciente.

La característica general que Lowen apunta como distintiva de este tipo es la negación de todo sentimiento, especialmente los sexuales, aun cuando se use el atractivo y la actividad sexual para atraer, dominar y probar su propio valor y superioridad[1].

El psicópata siente que puede volverse loco o salvaje si se deja llevar por los sentimientos; de ahí su empeño en tenerlos a raya y su intento de cortarlos de raíz, tensando su cuerpo o embotándolo con drogas y suprimiendo toda relación sentimental con otras personas. A veces, habla como si fuera un filósofo o un místico, discutiendo generalidades para alejar de sí todo sentimiento concreto[2].

Como el psicópata, desconfía de los propios sentimientos y trata de ahogarlos e impedir su clara percepción, también desconfía de los sentimientos de los demás o los usa sólo para dominarlos, pero, de hecho, no le hacen mella; así que no siente remordimiento alguno en mentir, engañar, sobornar y seducir[3].

---

1 Cfr. Lowen, *Bioenergetics*, p. 159 y *Narcissism*, p. 75.
2 Cfr. *Narcissism*, p. 155 y *Phychopathic Behavior*, p. 5.
3 Lowen, *Psychopatic Behavior*, p. 1.

El psicópata sólo piensa en los demás como instrumentos o peldaños para realizar sus planes, que se centran siempre en creerse omnipotente y superior a todo el mundo o sentirse el esplendor de belleza, juventud y atractivos sexuales si se trata de una mujer[4].

Aunque el psicópata no es capaz de establecer una relación personal íntima y sincera con ninguna persona porque no confía en nadie, necesita, sin embargo, verse rodeado de admiradoras y personas que estén dispuestas a ponerse a su disposición con la esperanza de ser ayudados por su aparente influencia, prestigio y poder. Necesita de la adulación y dependencia de otros para sentirse omnipotente y superior a todos los que se dejan controlar o seducir por él. Tiene tacto y diplomacia para atraer a los que le han de servir y afianzar así la idea que tiene de sí mismo como centro del mundo[5]. Es también un hábil manipulador y sabe hablar de sentimientos y fingirlos si le sirven para obtener sus fines, pero, de hecho, no siente nada de los sentimientos expresados[6].

Así como el objetivo consciente e inconsciente del psicópata es sentir que puede dominar y controlar a los que están a su alcance por su prestigio o por su atracción sexual, lo que más teme y le atormenta es una relación con otra persona a quien él supone superior en cualquier aspecto o que intente aprovecharse de él en cualquier forma, aunque esto sólo exista en su mente[7].

Su actividad sexual es como la del conocido personaje don Juan; busca sentirse superior y con gran potencia sexual más que el gozo y satisfacción de la actividad y de la relación en sí misma. No habiendo ni sentimientos, ni respeto por la otra persona, su actividad sexual está sólo al servicio de su propia imagen de fuerte y atractivo sexualmente[8]. No es extraño que el individuo desarrolle conductas de seductor precisamente para cubrir una inseguridad inconsciente sobre su propia capacidad sexual.

El psicópata siente que está por encima de todos los demás; la imaginación y la fantasía son sus facultades más activas. Tuve un paciente que, en cada sesión, me contaba episodios fantásticos de conquista en que se vestía y gastaba como un príncipe, endeudándose tremendamente. Su problema inmediato era cómo evadir a los acreedores y conseguir nuevos préstamos engañando a los incautos. Yo me considero como uno de éstos: nunca pagó las consultas. También se quejaba de depresión cuando sus planes grandiosos de conquista o de trabajo le fallaban.

Otro de mis pacientes se expresaba así de sus conquistas: "La mujer es como un juguete nuevo que pierde todo su encanto cuando uno la ha conquistado y manoseado. El problema entonces es cómo deshacerse de ella". Con el mismo tono de superioridad y de desprecio he oído decir a psicópatas femeninas: "Los hombres son unos tontos. Una los embauca, los hace gastar y, cuando una se cansa, se deshace de

---

4 *Ibid.*, p. 2.
5 *Ibid.*, p. 6.
6 *Ibid.*, p. 15.
7 Cfr. Lowen, *Bioenergetics*, p. 202 y *Narcissism*, p. 10.
8 Lowen, *Narcissism*, p. 15.

ellos fácilmente, castrándolos psicológicamente". Muchos de estos psicópatas con miedo y desprecio del sexo opuesto terminan en relaciones homosexuales.

Es frecuente que a estas conquistas superficiales les siga un sentimiento de hastío y desilusión, una especie de "resaca" emocional; para salir de ella, el psicópata –hombre o mujer– intenta nuevas conquistas, y así sucesivamente en una cadena que no lo lleva nunca a la verdadera satisfacción ni le quita su inconsciente inseguridad sexual.

Otra cosa que aqueja al psicópata es la tristeza y miedo a perder su poder o su atracción sexual al pasar los años; a los primeros indicios de que esto está pasando, puede caer en profundas depresiones o darse al alcohol, a las drogas o a una actividad sexual desenfrenada sin gozo ni control y ,muchas veces, desadaptada en cuanto a la edad o posición social y cultural de la pareja.

RASGOS FÍSICOS

Como ya he dicho, las características físicas corresponden a las actitudes mentales, por lo que la parte mejor desarrollada del cuerpo del psicópata es aquella en la

Apariencia física del psicópata

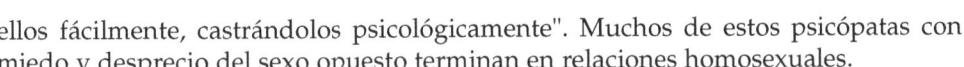

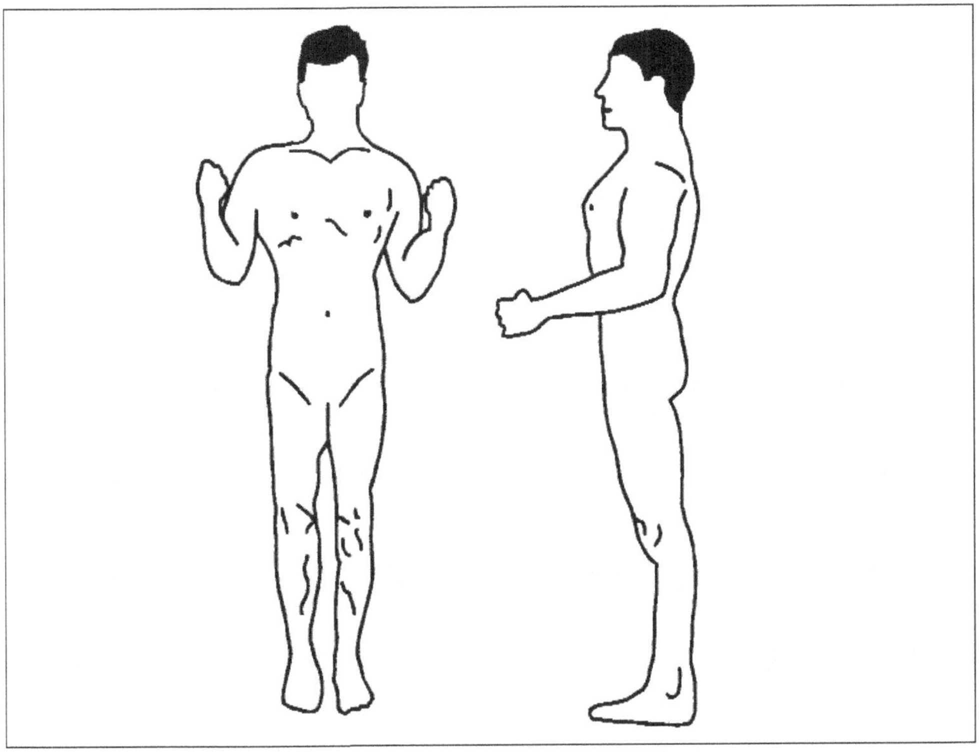

cual siente que reside su fuerza y atractivo para controlar y seducir. En el psicópata masculino, la parte más sobresaliente del cuerpo es de la cintura para arriba, con corte bien marcado en la cintura y región diafragmática; en la mujer, en cambio, usualmente la pelvis es la parte mejor desarrollada y donde basa su fuerza, aunque, dependiendo de lo que se considere el mayor atractivo dentro de la cultura en que vive o dónde sienta ella que reside su principal instrumento de conquista, puede desarrollar más la parte superior del cuerpo, principalmente los pechos.

En el hombre psicópata, la cabeza muestra mayor energía; sus ojos son desconfiados y su mirada penetrante y dominante. El tórax es robusto y rígido, y tiene poca vitalidad en la pelvis y en las piernas. La mujer puede mostrar estas características o, por el contrario, concentrar su energía en la pelvis, dejar el pecho débil y tener una mirada seductora.

Como el psicópata suprime sus sentimientos inhibiendo todo movimiento interno por medio de tensiones crónicas, su cuerpo es tenso y rígido, apretado por la armadura muscular que lo circunda.

Si el cuerpo no corresponde a la imagen de poder y seducción que tiene el psicópata de sí mismo, tratará de rodearse de cosas que hagan resaltar esa imagen, como automóviles de lujo o vestidos y joyas que lo hagan sentirse irresistible[9].

El psicópata considera su cuerpo sólo como un instrumento de conquista y no como parte integrante de sí mismo, por lo que no presta atención a los mensajes emanados de su mismo cuerpo –cansancio, tristeza, debilidad, etcétera– impidiendo con mayor fuerza la conciencia de sentimientos relacionados con los aspectos en que se siente más vulnerable.

ETIOLOGÍA

La causa principal que Lowen apunta como primaria del carácter psicópata es la seducción de parte de los padres, especialmente del sexo opuesto[10]. Por seducción debe entenderse aquí la utilización del niño para satisfacer las propias necesidades del adulto, sea luciéndolos por su apariencia física y atractivo, sea sacando ganancias o ventajas contra el consorte, o llenando solapadamente sus necesidades de atención y satisfacción sexual.

Ordinariamente, los padres del psicópata están en conflicto matrimonial: una parte abusa de la otra o la abandona psicológicamente; el progenitor victimizado o privado de la satisfacción de sus necesidades de cariño y atención trata de satisfacerlas con el niño o la niña, según el sexo, para compensar su estado de abandono o rechazo por parte del consorte. Es usual que se recurra a confidencias con el hijo o hija sobre los problemas entre los padres, inculcando y reforzando en el niño el

---

9 Lowen, *Psychopathic Behavior*, p. 3.
10 Lowen, *Bioenergetics*, p. 160.

deseo de satisfacer por él mismo las necesidades del progenitor que debieran ser llenadas por el consorte respectivo. Este deseo puede ser tan fuerte que impida al psicópata adulto establecer una verdadera relación de pareja; las necesidades de su padre o madre pueden seguir siendo prioritarias sobre las de su pareja, sobre todo. cuando se utilizaron conductas y actitudes sexuales con el niño, aunque haya sido en forma velada.

En el conflicto familiar por el juego de poder entre los padres, el niño se siente como una carta importante. Es algo muy especial para la madre que encuentra en él una compensación del abandono de su marido y alimenta las ilusiones del niño que espera ser su protector, comprándole una casa o lo que necesite en sustitución del padre. Asimismo, la niña espera ser el consuelo del padre fatigado y esclavizado al trabajo por la madre exigente[11]. Estos deseos también pueden reforzarse cuando uno de los padres está solo y trata de llenar sus necesidades afectivas con el niño o niña. El complejo de Edipo y el sentimiento de grandiosidad que los padres fomentan todo el tiempo pueden quedar fijados y, en casos extremos en que el niño es utilizado para la satisfacción sexual de los padres, puede llegar a la homosexualidad[12]. Freud ya había apuntado esta causa de la psicopatía y homosexualidad en su libro *Leonardo da Vinci*.

El niño queda excitado e intrigado por la exaltación que recibe de su madre –lo mismo puede decirse de la niña en relación con su padre–, pero no alcanza a comprender el verdadero sentido de sus emociones y le asustan por lo novedoso e inexplicable; de ahí que empiece a reprimirlos apretando su cuerpo y poniendo toda la energía en su imaginación exaltada ante la grandiosidad de su persona respecto a su madre o padre. Su sentimiento de omnipotencia queda ya bien marcado y lo canaliza a su cabeza o a su pelvis, reprimiendo los sentimientos propios de la infancia y de su desarrollo corporal: debilidad, necesidad de cariño, etcétera. Lowen dice que la conciencia de sí mismo es una función de la vitalidad del cuerpo y no depende del control consciente. La grandiosidad de la imaginación que caracteriza al psicópata es una compensación por el sentimiento inadecuado e ineficaz de su cuerpo[13].

El psicópata ha sido un juguete para la satisfacción de las necesidades de propia estima, exaltación y cierta satisfacción sexual de uno de sus padres o de alguna persona importante para el niño. Siendo pequeño, no podía escapar a esta situación de servil dependencia para provecho de otros; al crecer, cambiará los papeles y empleará el mismo juego sirviéndose de otros para su propia exaltación y provecho. Fue usado sin consideración a su persona y a su edad y, ahora, tratará de usar a todo el mundo. Se le hacía creer que era algo muy especial para el padre, la madre o alguna otra persona importante para él; ahora, él prometerá el éxito, "el oro y el moro", a cuantos se sujeten a su control y gustos. Su afán constante de poder, conquista y seducción es para el psicópata un alivio a su estado anterior de juguete de otros.

---

11 Lowen, *Narcissism*, p. 20.
12 Lowen, *Psychopathic Behavior and Psychopathic Personality*.
13 Lowen, *Narcissism*, p. 73.

Se empeña también en tener éxito en todo, ya que cualquier fracaso lo siente como una amenaza de regresar atrás y quedar de nuevo atado al gusto y caprichos de otros sin poder liberarse de ellos[14]. Lowen escribe más adelante: "Por la relación mutua de niño-madre o niña-padre, el niño queda expuesto y es sobreestimulado por los sentimientos y sexualidad del adulto. Para protegerse de tal sobreestimulación, el niño se cubre de una coraza muscular, se hace rígido y ahoga sus sentimientos"[15]. La sobreestimulación y excitación del niño por la intimidad de la madre o padre, la participación en los problemas conyugales de los padres, unidos a la poca proyección afectiva que éstos dan, aumentan el peligro del problema de la psicopatía[16].

Las conductas características del carácter psicópata y la depresión que sobreviene cuando la imagen de grandiosidad se desinfla son, según Lowen, los desórdenes más comunes de la sociedad moderna que se fundamenta en tendencias psicopáticas, como son la búsqueda del poder, autoridad y exaltación propia a costa de los demás, por explotación económica, política, social o sexual.

TERAPIA

El tratamiento de un psicópata es difícil; se necesita que el terapeuta tenga amplia experiencia, seguridad en su trabajo y, especialmente, que haya realizado terapia bioenergética para estar a gusto con sus sentimientos y lo que expresa su cuerpo.

No es muy común que un psicópata busque terapia. Por la grandiosidad de la imagen que tiene de sí mismo y por su sentimiento infantil de omnipotencia, será difícil que reconozca que tiene necesidad de aclarar su posición personal en diversas circunstancias de la vida o en sus relaciones interpersonales. Sin embargo, cuando el globo de su grandiosidad y omnipotencia empieza a perder aire por algún conflicto interpersonal o de trabajo, cuando no se siente seguro de ganar y salir adelante, es fácil que le sobrevengan estados de depresión y decaimiento que le inquieten y le motiven a participar en una terapia para recuperar su habitual euforia de grandiosidad y omnipotencia en el control o seducción de los demás. De ahí la necesidad del terapeuta de no dar ninguna indicación de poder ayudarlo porque esto implica una promesa implícita de ayudarle a conseguir lo que quiere sin resolver sus problemas de personalidad.

Ya hemos dicho que los pacientes reaccionan en terapia según su carácter, o sea, su modo habitual de reaccionar ante situaciones inciertas o inseguras, por lo que el psicópata verá la situación terapéutica como una ocasión para medir su capacidad de seducir o de manipular y dominar en competencia con el terapeuta. Como no cree ni confía en nadie, el terapeuta será otra incógnita que debe manipular y domi-

---

14 *Ibid*, pp. 76-86.
15 *Ibid.*, pp. 181-182.
16 *Ibid.*, p. 194.

nar a su antojo. Si un psicópata con conocimientos psicológicos y psiquiátricos viene a consulta, ordinariamente se presenta como un colega que expone detalladamente su problema como un caso clínico que tiene bien estudiado y analizado. Ante tal presentación del paciente, suelo preguntarle cómo cree él que puedo ayudarle ya que tiene tan bien conocido y estudiado su caso, guardándome mucho de hacer observaciones o añadiduras a su presentación. Aquí se necesita que el terapeuta tenga confianza en sí mismo y en su trabajo para no sentirse impulsado a hacer él mismo una presentación competitiva. La terapia con un psicópata pondrá a prueba su experiencia, pero no tiene que depender del éxito o fracaso de este caso. Esta actitud es absolutamente necesaria para no entrar en competencia directa o solapada con el psicópata.

Es común que el psicópata trate de esconder el verdadero problema, por lo que el terapeuta bioenergético debe oír atentamente la relación que hace el paciente, fijándose con mayor atención en la forma como la presenta que en el contenido, ya que en esto verá los mecanismos de defensa que usa para encubrir el verdadero problema. Al mismo tiempo, debe observar cuidadosamente la falta de proporción entre la parte superior e inferior del cuerpo y las tensiones del cuerpo, tanto si corresponden con la relación verbal, como si la desmienten.

Un colega de la Unidad Integral de Psicoterapia de Guadalajara me derivó uno de sus pacientes que había recurrido a él por la obsesión que tenía de blasfemar de Dios mientras defecaba. A mí me presentó el mismo problema, pero, por la forma en que lo exponía, me pareció una escaramuza para desviar la atención del verdadero problema.

Decidí tratarlo ligeramente, pidiéndole que se sentase como si estuviera defecando y blasfemase de Dios delante de mí y que le maldijese mientras daba golpes al taburete que le puse enfrente. Al principio, se negó a seguir estas instrucciones diciendo que no podía hacer esto contra Dios y que, por eso, tenía una ansiedad que lo atormentaba. Se animó a seguir mis indicaciones cuando le aseguré que el Dios que le atormentaba no era el Dios verdadero, sino una proyección de su cabeza. El ejercicio le ayudó enormemente y en sesiones posteriores informó de que la obsesión se había desvanecido. Presentó entonces otro problema. Explicó que desde joven había tenido relaciones sexuales con muchas mujeres y que, al limitarse a su propia esposa de 40 años, no tenía una satisfacción completa. Me pidió en seguida que, como profesional de la salud mental, le diese una autorización para seguir una vida sexual más libre con mujeres jóvenes, lo que tranquilizaría su conciencia, pues era para salvar su salud mental. Le respondí que yo no daba semejantes autorizaciones y que además, sospechaba que ése no era el verdadero problema que le atormentaba y que, por tanto, no me parecía adecuada la solución que él proponía. Disgustado por mi negativa me pidió entonces, con cierto reto, que le dijese cuál era el problema. "No lo sé con certeza", le respondí, añadiendo que podría verlo mejor si se desnudaba, quedándose en calzoncillos, y se veía en el espejo de cuerpo entero que tengo en mi consultorio. Cuando estaba frente al espejo, vi una cabeza bien desarrollada y llena de energía, un cuello y unos hombros anchos y fornidos, una pelvis pequeña y apretada y unos muslos y piernas delgados que no correspondían a la parte superior del cuerpo. Le pregunte: "¿Cómo ves tu cuerpo? ¿Qué partes tienen más energía y cuáles parecen débiles?". Me replicó que todo lo veía muy bien, pero que, por la rutina sexual con su mujer, no tenía erección o no la podía mantener para culminar la relación sexual. Le hice notar entonces que su energía estaba principalmente en su cabeza, cuello y hombros y que, en cambio, la pelvis, la parte genital, los muslos y las piernas estaban débiles y sin la energía suficiente para una relación sexual satisfactoria, independientemente de la edad de la mujer.

En sesiones posteriores, habló claramente de su impotencia y de la pena y miedo que sentía al pensar que se estaba terminando su atletismo sexual. Para dar mayor energía a la parte inferior de su cuerpo, hizo algunos ejercicios bioenergéticos en las sesiones y en su casa. Algunos de éstos consistían en que, de pie y con el tórax erguido, conservando una línea vertical de gravedad, flexionase las rodillas cuidando que ambos pies estuviesen bien plantados en el suelo y sin levantar los talones, o apoyándose solamente en un pie y luego en el otro. Esto lo hacía hasta el cansancio. Para activar la energía de la pelvis, se recostaba de espaldas sobre el suelo, doblando las rodillas, y golpeaba el suelo con los glúteos. Para robustecer las piernas, estando recostado de espaldas le hacía levantar la pelvis al tiempo de exhalar, apoyándose en los pies que mantenía junto a los glúteos. También le aconsejé que corriese o trotase diariamente durante una hora. Después de dos meses de sesiones verbales y de ejercicios bioenergéticos, se presentó un día en el consultorio silbando alegremente. "Qué alegre vienes", le dije, "¿cómo va todo?" "Todo va muy bien", respondió y añadió: "Cuando uno pasa una noche agradable y satisfactoria con su mujer, todos los demás problemas de la vida y del trabajo parecen insignificantes". Su impotencia había terminado, sin necesidad de andar de cacería conquistando mujeres más jóvenes, y aceptando que no era el atleta sexual que él pretendía ser.

Voy a dar otro ejemplo de mi experiencia profesional para recalcar la importancia que tiene para el terapeuta bioenergético oír con "el tercer oído" lo que dice el paciente y observar, al mismo tiempo, la estructura y tensiones del cuerpo en cuanto alcance a verlas a través de la indumentaria con que se presenta o con la menor ropa posible.

Hace algunos años, una doctora especializada en sexología en una universidad de Suiza y yo solíamos dirigir talleres residenciales de 5 días llamados *troas* para los que se iban a graduar en la especialidad de sexología después de varios cursos informativos. Nuestro taller tenía por objeto concienzar a los futuros educadores y terapeutas sexuales de sus problemas personales para que no los proyectaran a sus educandos y pacientes. En uno de estos talleres, había un sujeto que continuamente hacía alarde de sus conocimientos en esta materia, mostrándose además como "liberado" en sus actitudes sexuales refiriendo, anécdotas de sus experiencias y repartiendo a diestro y siniestro interpretaciones freudianas baratas y vulgares de todo lo que veía.

En una sesión en la que hacía yo lectura bioenergética del cuerpo de algunos participantes, se presentó este individuo como voluntario para la lectura de su cuerpo. Al quedarse en ropa interior, noté muchos rasgos físicos del psicópata. Le pedí que, de pie y con el cuerpo inclinado, formase un ángulo de 90 grados y respirase profundamente. Observé entonces que su respiración era superficial y torácica, sin mover el abdomen para nada y, además, vi que tenía una marcada tensión en la región lumbar y una pelvis estrecha y apretada que daba la impresión de un perro castrado, y le dije: "Al oírte hablar en estos días con tanta desfachatez de cosas sexuales, sospeché que tenías un problema sexual que tratabas de encubrir; ahora lo veo y podría hablar de él, pero prefiero que tú lo vayas descubriendo sincera y hasta penosamente en una terapia privada". Confesó que se había especializado en esta disciplina para resolver ciertos problemas que él tenía y que creía que ya los tenía resueltos, pero que iba a pensarlo y decidir más adelante si realizaba terapia individual. Hace de esto algunos años, y no sé si este educador y terapeuta en sexología realizó o no terapia individual en este tiempo; sólo he sabido que actualmente no ejerce esta profesión y que se dedica ahora a actividades culturales y comerciales.

Otro aspecto importante para el terapeuta bioenergético es que sepa oír a su propio cuerpo y lo que siente en la interacción con el paciente psicópata y se lo exprese tan fiel y claramente como le sea posible. Recuérdese que el psicópata se ha negado a oír sinceramente sus sentimientos y no ha percibido jamás los sentimientos de otros. Ésta debe ser una de las experiencias que le ofrezca la terapia.

En cierta ocasión, uno de mis maestros expresó a un psiquiatra con fuertes tendencias psicopáticas su duda sobre su capacidad como terapeuta por la dificultad que tenía en oír y captar los verdaderos sentimientos del paciente. El psiquiatra empezó a llorar diciendo sorprendido que era la primera vez que oía a alguien expresar sus dudas y sentimientos. Él nunca los había expresado y, precisamente, había escogido la psiquiatría como profesión para ver los sentimientos desde lejos, sin caer en ellos. Fue el principio de su recuperación.

Otra actitud íntima que debe tener el terapeuta es renunciar a todo intento de querer cambiar al psicópata imponiendo sus puntos de vista. La raíz del problema del psicópata es que de niño quedó al servicio de las necesidades de un adulto, generalmente, el padre del sexo opuesto, por lo que el terapeuta debe cuidarse de no reforzar esta experiencia traumática del paciente y no utilizarlo para llenar necesidades privadas personales, sea de probar su capacidad profesional o de afecto. Su interés inmediato es ayudarle a reconocer sus sentimientos y que él decida qué va a hacer con ellos. Para esto servirá trabajar la rigidez y armadura del paciente, empezando por la respiración para hacerla profunda a fin de que rompa el control intelectual que tiene para que aprenda a sentir más que hablar de los sentimientos sin realmente sentirlos, como pueden hacerlo admirablemente los psicópatas.

Cuando el paciente empiece a sentir sus tensiones, el terapeuta usará ejercicios bioenergéticos y hasta masaje profundo donde aparecen las tensiones, especialmente en la región ocular, la occipital detrás del cuello y en la región lumbar y pélvica. Se han apuntado antes algunas de estas zonas de tensión, pero el paciente será el guía que dirija al terapeuta. Incluso en la concienciación de los sentimientos, se debe adentrar despacio y con prudencia. Para el terapeuta, el énfasis sobre los sentimientos y su expresión debió ser el pan cotidiano durante su entrenamiento y terapia personal, pero los sentimientos son lo que el psicópata ha negado y tratado de ahogar toda la vida, especialmente los de inseguridad, tristeza y miedo. La respiración profunda y el masaje profundo los sacará a flote. El terapeuta debe darle tiempo para que reconozca y digiera algunos, poco a poco, sin esperar o pretender obtener una catarsis sacudidora. Esto asustaría terriblemente al psicópata y lo alejaría de la terapia.

Finalmente, el terapeuta debe hablar poco y ser muy parco en hacer interpretaciones o dar explicaciones teóricas. Esto es lo que busca el psicópata para sentir que puede resolver todos sus problemas con explicaciones intelectuales en lugar de sentir con pena y dolor lo que la vida le ha dado.

El carácter rígido

8

Lowen considera el carácter rígido como el tipo más cercano a la salud mental de los cinco principales que él trata en su exposición. Sin embargo, se complica al incluir dentro de este tipo otras muchas clasificaciones como la histérica, el compulsivo y el obsesivo, sin diferenciarlas ni aclararlas bien.

En esta exposición, sólo me fijaré en las actitudes psicológicas y rasgos físicos comunes a todos ellos como tipos rígidos, ya que el objetivo de esta exposición es ayudar al terapeuta bioenergético a reconocer sus rasgos generales y sus características básicas, apuntar la etiología que propone Lowen y, basándome en mi experiencia, dar algunas indicaciones sobre la terapia con este tipo, que puedan ayudar al profesional de la salud mental a ofrecer una experiencia correctiva más que un diagnóstico detallado de las modalidades de cada uno de los caracteres.

El tipo rígido es, en general, agresivo y ambicioso. El fracaso en sus planes –de cualquier naturaleza que sean– y la pasividad son considerados como una deficiencia, y hace cuanto puede para evitar toda expresión de debilidad y abatimiento, como el llanto; la expresión de tristeza es evitada con todo empeño[1].

Este tipo tiene una idea clara de la realidad y de las personas que lo rodean, pero su contacto con ellas es cauteloso por miedo a equivocarse, parecer tonto y exponerse a que abusen de él. Su preocupación constante es mantener cierta distancia sin relacionarse emocionalmente con nadie; así que su relación con los otros es atenta y cortés, pero algo dura y cautelosa por miedo a perder la cabeza y quedar supeditado a la voluntad y caprichos de los otros[2].

El tipo rígido es una persona que pone el deber antes que el placer; en su trabajo, descanso e incluso en su actividad sexual, lo que busca es cumplir con su deber. Por esto, es compulsivo en lo que dice, piensa y ejecuta[3]. En la ejecución de sus planes, es tenaz, sin hacer diferencia entre lo importante y lo que no vale tanto esfuerzo. Para él, realizar el plan es más importante que el valor y consecuencias del mismo[4].

---

1 Lowen, *Language of the Body*, p. 292.
2 *Ibid.*, p. 171.
3 Lowen, *Depression and the Body*, p. 188.
4 Lowen, *Bioenergetics*, p. 230.

Por miedo al rechazo y frustraciones anteriores, el rígido busca relacionarse con otras personas –especialmente con las que le atraen– de una manera indirecta o por medio de presentes o regalos, pero manteniendo a raya la expresión abierta de sus sentimientos de interés, atracción y amor[5]. Para no verse precisado a una expresión abierta de sus sentimientos de deseo y amor, el rígido evita cualquier excitación sexual que pudiera hacerle perder la cabeza y el control de su persona[6]. Puede experimentar sentimientos tiernos espontáneos, pero evita la expresión de los mismos por lo que su conducta, incluso en las relaciones sexuales, es más bien mecánica[7].

RASGOS FÍSICOS

Los rasgos físicos del carácter rígido tienen mucha semejanza con la actitud psíquica que hemos apuntado. El tipo rígido es el que muestra mejor la armadura muscular de que hablan Reich y Lowen. Tiene un cuerpo proporcionado y lleno de energía y vitalidad, pero trata de mantenerlo controlado. Generalmente lleva la cabeza erguida y todo su cuerpo tiene un buen color que refleja energía. Su mirada es clara y despejada, pero dura y distante; indica la confianza que tiene en sí mismo y la poca confianza que tiene en los demás.

Muestra tensión en los brazos, los muslos, las piernas y la espalda a lo largo de la columna vertebral[8]. Da la impresión de una estatua con las quijadas firmes y apretadas y las rodillas rígidas y trabadas como soldado[9]. Su tórax es fuerte, pero tan inmóvil que semeja una coraza que aprisiona el corazón y ahoga todo tipo de sentimientos. Carece de flexibilidad y sus movimientos son mecánicos y marciales.

Debido a su rigidez y a la compulsividad con que emprende todo, el carácter rígido es, con frecuencia, víctima de enfermedades cardiovasculares y úlceras[10].

El pecho levantado y defendido por la coraza muscular le sirve al rígido de muralla para no establecer ninguna relación emocional íntima y para mantenerse fuera del alcance de quienes quieran acercarse a él con mayor intimidad[11].

Lowen describe el carácter rígido como un tubo estrecho por el que la energía se mueve con trabajo, acumulándose la presión en la cabeza y en los genitales, por lo que el rígido siente tensión en el cuello y en la pelvis, la que tiene bien desarrollada pero apretada. Dicha presión se manifiesta frecuentemente en la actividad sexual como eyaculación precoz y en las funciones psíquicas como terquedad y obsesión[12]. Cuando

---

5 Lowen, *Language of the Body*, p. 262.
6 *Ibid.*, p. 264.
7 *Ibid.*, pp. 266 y 271.
8 Lowen, *Bioenergetics*, pp. 167-168.
9 *Ibid.*, p. 232.
10 Lowen, *Depression and the Body*, p. 52.
11 *Ibid.*, p. 266.
12 *Ibid.*, p. 216.

El carácter rígido

Apariencia física del carácter rígido

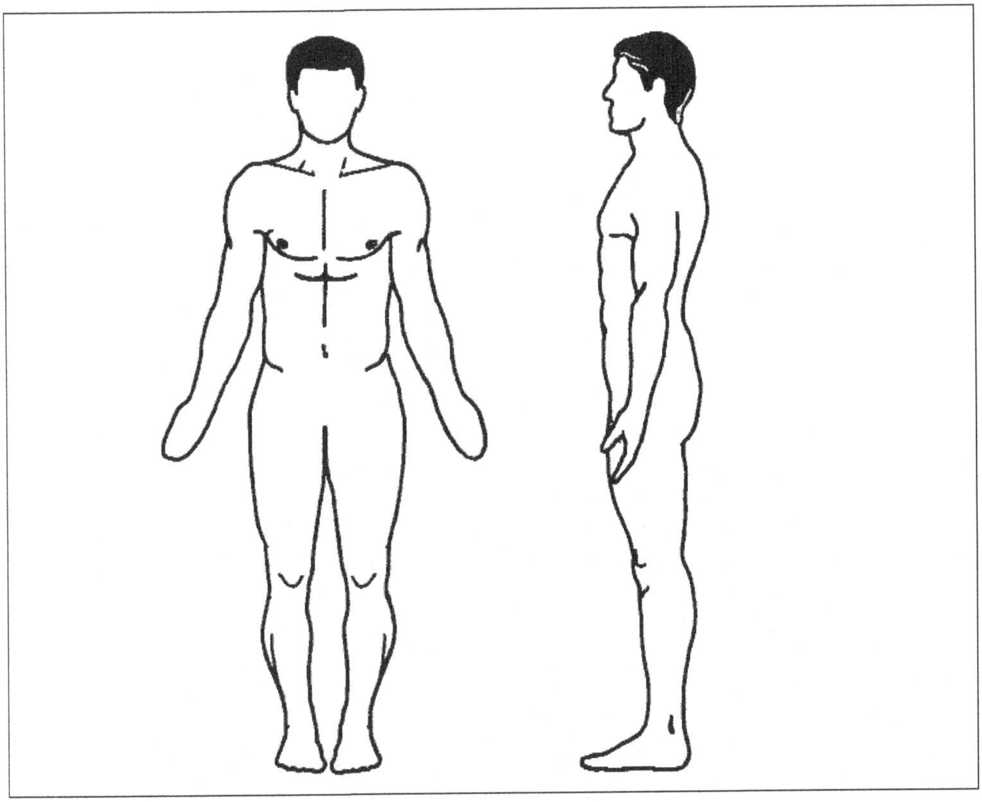

la energía se desborda y queda fuera del control habitual del rígido, produce mayor rigidez en el cuello, inmovilizaciones de las piernas y hasta parálisis histérica[13].

El empeño del rígido es mantener el control de sus sentimientos, tanto respecto a sí mismo como en sus relaciones con los demás; el primer medio que emplea es limitar su respiración para disminuir su energía y el segundo consiste en reforzar la malla rígida muscular que tiene en todo el cuerpo, ejecutando sus movimientos en forma mecánica y marcial, como un robot[14].

Cuando, a pesar de sus esfuerzos, sube el nivel de energía por estimulaciones ambientales e interpersonales, el carácter rígido se siente invadido de enorme ansiedad. Esta observación ya la había hecho Reich al hablar de *estasis*[15]. Cuando la descarga de energía está bloqueada y hay, por tanto, exceso de la misma, aparecen, además de la ansiedad, síntomas histéricos, con movimientos involuntarios, mayor ten-

---

13 Lowen, *Language of the Body,* p. 256.
14 *Ibid.*, p. 259.
15 *Ibid.*, p. 266.

sión en el cuello y en la pelvis y mayor constricción en el tórax[16]. Otro resultado de la falta de descarga adecuada es la frigidez, que bajo otro punto de vista es también un medio de frenar la descarga de la energía, con lo que aumenta la *estasis*.

Por la rigidez de la armadura del carácter rígido, se nota especial tensión a lo largo de la columna vertebral y, especialmente, en la parte occipital, la región sacro-lumbar y alrededor de la séptima vértebra cervical[17]. Por la misma presión de la energía dentro de lo que Lowen llama el tubo estrecho de la estructura rígida, tanto la cabeza como la pelvis tienden a echarse hacia atrás[18].

ETIOLOGÍA

Lowen atribuye la formación del carácter rígido a la frustración causada por la falta de respuesta a las expresiones afectivas que el individuo ha sufrido, principalmente, en la infancia y, después, en la pubertad y adolescencia[19]. Esta falta de respuesta a las expresiones de afecto del niño le obliga, poco a poco, a reprimir esas expresiones y todo deseo de buscar gustos y satisfacciones personales conforme a su edad. La negatividad de parte de la madre o el padre y otras personas queridas es la primera herida que recibe el niño. El dolor de esta herida le obligará a reprimir la expresión de sus afectos y constreñir y apretar todo su cuerpo para reducir su energía vital y la necesidad de expresar sus afectos.

Los éxitos en aprender a hablar, andar y vestirse, y después en las calificaciones obtenidas en la escuela, irán formando la imagen de que su aceptación depende de realizar exitosamente lo que se espera de él, a lo que dedica todos sus esfuerzos para obtener la aprobación que busca. La búsqueda de placer y satisfacción personal queda reprimida; sólo hay que buscar el éxito y el cumplimiento del deber. El cuerpo se va modificando en relación con este modo de pensar y actuar e influirá para perpetuar esas actitudes. Reich refiere la formación del carácter rígido al complejo de Edipo no resuelto[20]. Creo que en esto Reich sólo repite lo que dijo Freud y que la etiología se puede explicar mejor con la exposición más general que ofrece Lowen[21].

Presiones de los padres y del medio cultural, de que sólo el trabajo y el esfuerzo valen en la vida, vienen a robustecer la actitud del carácter rígido de poner todo su esfuerzo en alcanzar las metas que se ha fijado y aumentar su poder e influencia económica y social, sin importar lo que siente en su interior[22].

---

16 *Ibid.*, p. 26.
17 *Ibid.*, p. 294.
18 *Ibid.*, p. 306.
19 Lowen, *Bioenergetics*, p. 169.
20 Reich, *Charactes Analysis*, p. 190.
21 Lowen, *Language of the Body*, pp. 269-270.
22 *Ibid.*, p. 293.

TERAPIA

Lowen considera que la terapia de este carácter es de las más rápidas y satisfactorias para un terapeuta bioenergético porque el tipo rígido es consciente de su vitalidad y energía, y ésta última está bien anclada en la cabeza y en los genitales, sólo que la expresión franca de esta vitalidad ha quedado restringida por los condicionamientos familiares y del desarrollo psíquico genital que hemos apuntado[23].

Teniendo en cuenta los factores de represión y frustración que hemos señalado y lo que estos factores han producido en las actitudes psíquicas y en las restricciones somáticas que han formado la coraza muscular del rígido, le será fácil al terapeuta formar un plan de trabajo que ablande o resquebraje su armadura muscular y, al mismo tiempo, le permitirá tomar una actitud terapéutica que sirva de contraste a las experiencias que iniciaron y activaron el carácter rígido. El tratamiento debe ser psíquico y somático, individual y grupal, si esto último es posible.

En el aspecto somático, el terapeuta debe tener en cuenta aquellas áreas de tensión que hemos apuntado y que él observe en el paciente, sea éste consciente de ellas o no. Las restricciones somáticas del carácter, al hacerse crónicas, pasan del consciente al inconsciente; al atacarlas, se renuevan los factores que las introdujeron y, entonces, se pueden aclarar con el tratamiento clínico verbal y, preferentemente, con métodos activos y espontáneos como el psicodrama. Ejercicios como el arco chino y el empleo del banco bioenergético, ayudan a quitar esta rigidez[24].

Permanecer largo tiempo con las rodillas flexionadas ayuda a disminuir la tirantez y a quitar la pose y postura militares. Este ejercicio quitará también la tensión en la región sacrolumbar que ha recibido todo el peso del cuerpo en lugar de pasarlo al suelo por las piernas y pies bien asentados.

En mi entrenamiento en bioenergética, observé al doctor Lowen mientras trabajaba con pacientes rígidos que temían perder la cabeza y volverse locos si no se reprimían o reducían toda expresión sexual. Lowen les pedía que se recostaran de espalda con las piernas abiertas, después aplicaba una fuerte presión sobre el músculo *psoas* en la ingle, que producía en los hombres un temor horrible de castración y en las mujeres convulsiones involuntarias, a las que Reich llamó "reflejo orgásmico" y que duraba hasta media hora, dejando a la paciente cansada y sudorosa, pero con una sensación placentera que nunca antes había experimentado. Recuérdese que el *psoas* constreñido mantiene la pelvis hacia atrás e impide cualquier movimiento de descarga espontáneo hacia adelante.

Otros terapeutas ejercen presión sobre el *psoas* a través del vientre, también con eficacia. De cualquier manera, la presión sobre el *psoas* es sumamente dolorosa y siempre requiere experiencia en el terapeuta y haber establecido una relación de confianza con el paciente para evitar cualquier mensaje sexual explícito o implícito[25].

---

23 Lowen, *Bioenergetics*, p. 167 y *Language of the Body*, p. 310.
24 Cfr. A. Lowen y L. Lowen, *The way to Vibrant Health*.
25 Lowen, *Language of the Body*, p. 254.

También es indispensable, en el tratamiento del carácter rígido, como en el tratamiento de todos los tipos bioenergéticos, establecer en el paciente una respiración profunda pectoral y abdominal. La forma general en que todos los pacientes tratan de coartar sus sentimientos y reprimir sus emociones es limitando la respiración. Al producir una respiración profunda hasta la hiperventilación, se renueva la conciencia de los impulsos, se quita o limita el control neurótico de los mismos y el paciente empieza a aceptarlos como cosa natural y propia.

Aquí también se requiere que el terapeuta sepa qué está haciendo y que esté preparado a encararse con el torrente de agresividad, tristeza, dolor y angustia que el paciente había reprimido y que ahora puede brotar a borbotones.

Como el rígido tiene dificultad para expresar sus sentimientos, el terapeuta debe ser consciente de los propios y expresarlos libremente con la mayor espontaneidad y claridad posible. Así podrá el paciente ir perdiendo el miedo a los suyos y empezará a expresarlos. Será una experiencia nueva que nunca tuvo con sus padres. La transferencia será entonces un fenómeno natural, lo que el terapeuta debe reconocer sin asustarse ni engancharse inconscientemente en sus redes. De ahí la necesidad de terapia personal del terapeuta[26].

La terapia bioenergética debe ofrecer una experiencia contraria a la experimentada por el paciente en sus primeros años. El paciente reaccionará en la situación terapéutica de la misma manera que reaccionaba ante sus padres y demás personas importantes de su infancia, pero el terapeuta debe reaccionar de modo opuesto al de los padres, aceptando al paciente como es, dándole atenciones, no imponiéndole reglas ni metas personales, ni usando la transferencia terapéutica para satisfacer sus propias necesidades.

---

26 *Ibid.*, p. 275.

Técnicas

9

Se llaman técnicas bioenergéticas a aquellos medios y ejercicios psicosomáticos que el terapeuta usa para diagnosticar con más exactitud cuál es el problema que presenta el paciente con la voz, la mirada, la estructura y postura de su cuerpo y comparar lo que él ve con lo que oye del paciente en su exposición verbal.

El fin de estas técnicas es movilizar el flujo de la energía que ha estado obstaculizado por las tensiones que el terapeuta ve en el cuerpo del paciente a fin de que todas las funciones –fisiológicas, emocionales, intelectuales y trascendentales– se efectúen adecuadamente y con más gozo y satisfacción en el paciente.

Es básico, en la terapia bioenergética, tratar de lograr la integración del cuerpo y de la mente del paciente porque parte del principio de la unidad dinámica del organismo humano. Si una de sus funciones está bloqueada o se ejecuta con muchas limitaciones, las demás funciones quedan también limitadas por la falta de energía o por actividades desintegradas y compensatorias. Así que todas las técnicas bioenergéticas deben tener como fin lograr la integración del hombre entero y no sólo la simetría del cuerpo o el desarrollo de algunos de sus músculos como se hace en los gimnasios sin tener en cuenta las otras funciones y partes del cuerpo; tampoco intenta el terapeuta bioenergético lograr mayor orden lógico en lo que dice el paciente ni mayor religiosidad si no está todo integrado conscientemente.

Al desarrollar mayor energía y tener una más clara visión de en qué radica el problema del paciente, no debe dejarse su tratamiento para otro día ni otras semanas.

Cuando se ha tenido la pista de un problema hay que seguir esa pista sin esperar tener una lista de todos los problemas del paciente a partir de la infancia a fin de ponerle la etiqueta de su tipo psicológico, psiquiátrico o bioenergético y hacer luego un plan de trabajo según esa etiqueta. El paciente es una unidad dinámica concreta y las etiquetas de todos los nombres y colores son generalidades sacadas de la realidad concreta de algunos pacientes y, por lo mismo, no son más que una sombra o un puntito genérico, no el paciente con carne y hueso, cuerpo y mente que viene a terapia. En otras palabras, los tipos académicos de cualquier orientación son generalidades que pueden servir de guía al terapeuta, pero no son el hombre concreto que tiene delante en el consultorio.

En la exposición de las técnicas bioenergéticas no me limitaré a las que usa el doctor Lowen, ni a las que usa el doctor Pierrakos, cofundadores de la bioenergética. Añadiré también las que han desarrollado los discípulos de ambos y que he aprendido de todos ellos en mi entrenamiento en bioenergética los últimos 15 años.

Además, pondré algunas otras que he aprendido de Carl Rogers en terapia-no-directiva y de J. L. Moreno en psicodrama, que concuerdan con el principio de bioenergético de la unidad dinámica del hombre y que he probado en mis sesiones individuales y grupales de bioenergética.

RESPIRACIÓN

Ésta es la técnica principal que usaba W. Reich en sus sesiones terapéuticas, como atestigua el doctor Lowen hablando de sus sesiones terapéuticas con él en 1941. Los doctores Lowen y Pierrakos, y todos sus discípulos, al oír la exposición que el paciente hace de sus problemas, observan cuidadosamente su respiración para ver si es profunda o superficial y qué partes del cuerpo mueve o tiene constreñidas al respirar; con esto se forman una idea del problema psicosomático del paciente para elegir qué otras técnicas van a emplear en su tratamiento. Algunos de mis maestros en bioenergética utilizan principalmente la respiración tanto en su diagnóstico como en su tratamiento del problema del paciente. Otros usan, además, otras técnicas que han desarrollado y que expondré más adelante.

La respiración es una función normal de todos los seres vivientes que se observa también en los animales y en las plantas; sirve a las plantas, a los animales lo mismo que al hombre para absorber del medio ambiente los elementos que les son necesarios para su metabolismo, particularmente en su desarrollo, crecimiento, y luego expeler aquellos que les son inútiles y que obstaculizan sus funciones vitales.

La respiración queda limitada en todos los seres vivientes por fenómenos ambientales como la contaminación de la atmósfera. En el hombre se limita también por procesos y emociones internas como la tristeza, el miedo, la rabia o la frustración de necesidades básicas como la privación de alimento, la falta de calor, de seguridad, amor y cuidados, especialmente en la infancia y en la adolescencia.

La respiración es una función inconsciente que depende y se regula por el sistema nervioso autónomo en los animales y en el hombre. Pero el hombre puede mejorarla voluntariamente por medio de ejercicios como expondré en seguida.

Al lograrse, por medio de ejercicios adecuados, una mejor respiración se mejoran las funciones fisiológicas como la circulación de la sangre, la digestión y el tono general del cuerpo. La percepción se hace más amplia y más precisa y el pensamiento es más claro, como lo van experimentando estudiantes universitarios en algunas universidades americanas, que en el descanso entre clases hacen ejercicios de respiración en lugar de ir a tomar café[1].

---

1 *Breathing break* en lugar de *coffee break*.

En instituciones terapéuticas como la de Esalen, cerca de San Francisco, California, se ha registrado también un cambio notable de la personalidad -probado estadísticamente– cuando se hacen ejercicios de respiración profunda durante 15 minutos por las mañanas y 15 minutos por la tarde durante seis meses.

Las religiones antiguas del Tibet, China, India y Japón han usado durante muchos siglos la respiración pausada y profunda como medio para concentrarse y elevarse a lo Trascendental. Recientemente, las organizaciones cristianas de Occidente van redescubriendo y comprobando la importancia de la buena respiración en la meditación y contemplación.

Aquí indicaré algunos ejercicios para mejorar la respiración a fin de que el terapeuta pueda utilizar el que mejor convenga a las necesidades y problemas del paciente en sesiones individuales y grupales.

Los que trabajan la respiración como método terapéutico como, Ilse Middendorf y Carola Speads, reconocen tres etapas esenciales para una buena respiración: inhalación, exhalación y pausa ante de la siguiente inhalación. Otros terapeutas piden también que el paciente haga otra pausa antes de empezar la exhalación. Sugieren estas pausas en los ejercicios para aprender a respirar mejor; en la vida, al trabajar, hacer deporte o descansar, el sistema nervioso autónomo regula la respiración inconscientemente acomodándola a las necesidades del organismo.

Los ejercicios se indican para hacerlos en grupo porque así la energía de todos al respirar ayuda a cada uno a lograr mejor respiración, el grupo se integra más rápidamente y hace la terapia más fácil y profunda por la mayor apertura de los participantes.

Ejercicio 1

Sentados en una silla con asiento plano y respaldo vertical, pero sin recargarse en él, respiren como suelen hacerlo para tomar conciencia de cómo es su respiración: superficial o profunda, torácica o abdominal, y de qué partes del tórax se mueven al inhalar y exhalar. No la cambien ni la modifiquen; sólo tomen conciencia de cómo es para comparar el resultado de cada ejercicio.

a) Después de unos minutos. Ahora respiren lo más profundamente que puedan y acompañen la respiración con el movimiento de los dedos de las manos. Al inhalar, van extendiendo los dedos lo más posible y, al exhalar, los doblan hasta cerrar el puño al terminar la exhalación. Hagan este ejercicio durante 5 ó 10 minutos.

b) Ahora movilicen los brazos y las manos al respirar. Al inhalar, levanten, poco a poco, los brazos con los dedos de las manos bien extendidos hasta tener las manos arriba de la cabeza; al exhalar, aprieten los dedos de las manos y bajen los brazos, poco a poco, hasta poner las manos sobre los muslos. Inhalen y exhalen de esta manera durante 5 ó 10 minutos.

c) Ahora de pie, frente a un compañero, a cierta distancia para no estorbarse. Inhalen y exhalen como se ha dicho en el párrafo anterior sincronizando la inhalación, la exhalación, la pausa y el movimiento de los brazos. Hagan este ejercicio durante 5 minutos; cambien de compañero y hagan lo mismo durante 5 minutos.

Este ejercicio sirve, no sólo para aumentar la respiración, sino también para integrar más al grupo.

Discusión en grupo de los efectos de estos ejercicios

¿Cómo sienten su respiración ahora? ¿Qué diferencia notan de como era su respiración antes de los ejercicios? ¿Se aumentó la respiración cuando la hicieron delante de un compañero o se restringió? ¿Cómo explican esto? ¿En su vida diaria recuerdan delante de qué personas se ampliaba la respiración y delante de cuáles se restringía?

Si en la discusión grupal algunos de los participantes han expresado recuerdos positivos o negativos, creo que es conveniente trabajarlos dramatizándolos psicodramáticamente como se explicará más adelante y no dejarlos colgando para sesiones siguientes cuando los participantes han perdido el interés y la energía desarrollada por la respiración.

Los ejercicios que acabo de apuntar, y los que iré indicando, se pueden hacer también en privado conjuntamente con el terapeuta, pero tienen mucha mayor eficacia si se practican grupalmente porque, además de hacer la respiración más profunda en menos tiempo, facilitan la espontaneidad e integración de todos los miembros del grupo y ayudan al terapeuta a detectar quiénes tienen mayor necesidad de trabajar sus problemas personales.

Ejercicio 2

Todos de pie respiren naturalmente y noten cómo es su respiración y cuál es la postura de su cuerpo de pies a cabeza. Fíjense, además, qué partes de su cuerpo mueven al inhalar y exhalar y cuáles quedan casi inmóviles.
   a) Estando de pie pongan el peso del cuerpo en la parte frontal de los pies –metatarso y dedos–, flexionen las rodillas y pongan una mano en el cuello detrás de la cabeza y la otra en la parte lumbar de la columna.
   b) Noten si estas partes se mueven al inhalar y exhalar. Muchas veces estas partes no se mueven por malas costumbres adquiridas o a causa de problemas psicológicos que impiden el flujo de la energía hacia la cabeza o hacia la pelvis y las piernas. En esta posición empiecen a inhalar echando, poco a poco, los glúteos hacia atrás y levantando el pecho lo más posible hasta tener la cabeza echada hacia atrás también. Notarán que habrán constreñido un poco toda la columna vertebral desde el coxis, la parte lumbar, torácica y cervical. Al exhalar, expandan, poco a poco, toda la columna vertebral inclinando la cabeza, doblando el tórax y moviendo la pelvis hacia adelante.

Hagan este ejercicio separadamente durante 5 ó 10 minutos. Después, repítanlo frente a dos compañeros como se dijo en el ejercicio anterior.

Discusión

¿Cómo sienten ahora su respiración? ¿Cómo sienten los pies, las piernas y todo el cuerpo?

De nuevo, si alguno recuerda algún problema por lo limitada que tenía la respiración, trabajarlo delante de todo el grupo dramatizándolo o como mejor pueda el terapeuta.

Ejercicio 3

Respirar emitiendo el sonido de alguna vocal.
- a) Sentados correctamente, como se ha dicho, extiendan las piernas de manera que hagan presión sobre el suelo con los talones de los pies al inhalar. Al exhalar, emitan el sonido de *a, a, a* o el de *o, o, o* o el de *u, u, u*, con la boca bien abierta, sin tensar el cuello y haciendo siempre presión sobre el suelo con los talones y sobre los muslos con los puños de las manos. Hagan este ejercicio durante 5 ó 10 minutos.
- b) Después de un breve descanso, sentados y con los pies bien plantados sobre el suelo, inhalen echando los glúteos hacia atrás y levantando el pecho. Al exhalar, emitan el sonido de *e, e, e*. Al inhalar y exhalar, pueden también dar un masaje a la caja torácica del cuerpo, poniendo los pulgares de ambas manos detrás de la espalda a la altura de las costillas flotantes y, con los dedos juntos y las palmas de las manos hacia el suelo, muevan las manos de derecha a izquierda del tórax. Hagan este ejercicio durante 5 ó 10 minutos.
- c) Después de un descanso breve en que siguen respirando lo más que puedan, se sientan de nuevo correctamente; extiendan las piernas hacia adelante y hagan presión sobre el suelo con los dedos de los pies. En esta posición, inhalan profundamente y, al exhalar, emitan el sonido de *i,i,i*, enviando el sonido hacia el paladar. Hagan este ejercicio durante 5 ó 10 minutos.

Al terminar estos ejercicios, sigue cada uno respirando –inhalando y exhalando– y emitiendo el sonido que más les acomode, pero suave y lentamente para darse cuenta de en qué partes del cuerpo se activa la energía con los tres sonidos que han experimentado. Ordinariamente, el emitir el sonido de a, a, a; o, o, o y *u, u, u*, se activa la energía de la pelvis y las piernas; con el sonido de *e, e, e*, la del tórax y con el de *i,i,i*, la de la cabeza. Según las explicaciones del doctor Pierrakos, con este ejercicio se abren los *chakras* del tórax, de los genitales y la garganta.

Los *chakras* son centros de energía a manera de embudos. Su función es captar energía del medio ambiente e introducirla al organismo humano para facilitar las funciones fisiológicas y psicológicas del mismo[2].

---

2 Cfr. J. Pierrakos, *Core Energetics*, pp. 69-83.

Discusión

¿Cómo sienten ahora su respiración? ¿En qué partes de su cuerpo se ha activado más la energía? ¿Qué recuerdos les han venido al sentir activadas esas partes del cuerpo?

Uno de mis maestros en bioenergética, el doctor Harry Brown, de Connecticut, Estados Unidos, usa mucho este ejercicio de respiración con sonidos con mucho éxito.

Los participantes suelen exponer episodios o recuerdos de su vida relacionados con sonidos de las distintas partes del cuerpo: sexo con el primer sonido, sentimientos de amor o falta de amor con el sonido de *e, e, e*, y experiencias trascendentales relacionadas con Dios o el más allá cuando se activa la energía de la cabeza y los *chakras* de la parte superior.

Después de esta participación del grupo, es aconsejable que se trabajen y dramaticen algunas de las experiencias expuestas a elección del grupo.

En sesiones particulares, en las que el terapeuta y su paciente hacen este ejercicio, el terapeuta se fija si lo que relata el paciente concuerda con la estructura de su cuerpo para reforzar las partes más débiles y tratar los problemas relacionados con la estructura del paciente y con los recuerdos que le han venido a la mente.

Ejercicio 4

Puede hacerse este ejercicio en grupos o en sesiones particulares. Su finalidad es ayudar al paciente a exhalar lentamente moviendo la caja torácica. A mayor exhalación, mayor inhalación.

Se puede emplear con los rígidos, los psicópatas y los masoquistas que mantienen el pecho erguido como coraza sin movilizarla al exhalar. También es útil con los orales y esquizoides que no levantan el pecho al inhalar, precisamente porque la exhalación es muy débil e insuficiente.

a) Sentados como se ha dicho en distintos lugares, tomen una pajita de refresco. Inhalen lo más profundamente que puedan. Al exhalar, pongan la pajita en la boca y exhalen a través de la misma. Si no tienen una pajita a mano, exhalen redondeando los labios y emitiendo un silbido al tono que cada uno pueda.

b) Se hace este ejercicio durante 5 ó 10 minutos y, después, se discuten los efectos del mismo delante de todo el grupo.

Ejercicio 5

Respiración acompañada de tocamientos suaves y cariñosos. Se usa principalmente en sesiones privadas.

a) Se pide al paciente que se recueste con la menor ropa posible en la parte superior del cuerpo; el terapeuta observa qué partes del tórax mueve al inhalar y exhalar. Si el paciente no nota ningún movimiento, el terapeuta se lo hace notar.

b) Luego, poniéndose a su lado, le ayuda a movilizar esas partes tocándole suave y cariñosamente el abdomen y el pecho al inhalar. Al exhalar, acompaña suavemente con las manos el movimiento contrario apretándole el costillar y el abdomen para que la exhalación sea más completa. Con este tocamiento y la mirada empática fija en la cara del paciente, la inhalación y la exhalación se hacen cada vez más profundas.

Si se trata de rígidos, psicópatas y masoquistas que mantienen el pecho erguido en posición de inhalación, el terapeuta les ayudará a exhalar tratando de aflojar con la mano la coraza del pecho a fin de que el paciente exhale más profundamente.

La idea del tocamiento y la mirada cariñosa y empática es para dar a los pacientes lo que no recibieron en la infancia como lo enfatiza Ilana Rubenfeldt en su terapia llamada *synergy*.

La mayor parte de las terapias que utilizan ejercicios corporales se empeñan en ayudar al paciente a expresar y descargar el enojo y la rabia que tiene por no haber recibido cariño y atención en la infancia, pero, después de hacerles gritar con masajes dolorosos o patear y golpear un colchón, los dejan solos y los abandonan a su suerte sin darles el cariño y amor que les faltó.

Con problemas de promiscuidad, homosexualidad y perversión sexual en que los pacientes –hombres y mujeres– buscan inconscientemente cariño y atención a través de actividades sexuales, he visto que usando la técnica de respiración junto con tocamientos suaves y cariñosos en la cara, como se ha indicado, suelen llorar porque nunca habían experimentado un tocamiento cariñoso sin los estrujones bruscos de su actividad sexual, y comienzan a moderar y cambiar esa actividad porque ya empiezan a sentir el calor y cariño que les faltó en la infancia.

He experimentado que el dar a los esquizofrénicos energía y amor con la mirada y tocamientos suaves, pero en la medida en que ellos los van aceptando, les ayuda a calentar su cuerpo helado y sin energía más que cualquier otro ejercicio que no les da lo que les faltó desde su nacimiento: amor y contacto cariñoso.

Cuando trabajé en el Departamento de Entrenamiento y Supervisión del Hospital Psiquiátrico Chicago Read, me informaron que en una unidad había una paciente que tenía la tendencia de desnudarse y exhibirse ante todos los pacientes. Esa tendencia no se disminuía ni con castigos físicos, ni aislándola en el dormitorio general. Hablé con el personal de esa unidad y les dije que, probablemente, esa paciente nunca había recibido atención y cariño en su infancia sino castigos y aislamientos, que era exactamente lo que ahora recibía en el hospital; les sugerí que un hombre y una mujer del personal –aceptables para la paciente- entrasen en el dormitorio donde estaba aislada y que, en lugar de reprocharle o castigarla porque estaba desnuda, le pidiesen que se acostara en su cama, la cubrieran con una sábana y le tocaran suave y cariñosamente la cara y después el pecho sin tocarle los senos. Al principio, la paciente se excitaba sexualmente pero como no recibía ningún mensaje sexual se calmaba y casi se dormía. Con este tratamiento discreto la paciente aprendió a relajarse y a gozar de la atención y cariño que nunca tuvo; su tendencia a desnudarse delante de los demás desapareció.

El ejercicio de respiración profunda con tocamientos suaves en la cara y en el pecho puede usarse también con mucho provecho en sesiones grupales. El terapeuta deberá explicar la falta de la respiración profunda en muchas personas y que ésta se puede ampliar si se respira y se dan tocamientos suaves en las partes del tórax que no se mueven al respirar o que se mueven muy superficialmente. Con un voluntario recostado sobre la mesa de trabajo o en el suelo con el pecho descubierto, si es mujer, con sujetador –en bioenergética no se usa, ni es necesaria, la desnudez–, les muestra las partes del tórax que hay que tocar para que el paciente ensanche el pecho al inhalar y lo comprima al exhalar. Se les pide que elijan un compañero para trabajar juntos, que uno haga de paciente y el otro de terapeuta y que cambien de papel después de practicar la respiración con mirada empática y tocamientos cariñosos sin ningún mensaje sexual durante 5 ó 10 minutos.

Al terminar los pares este ejercicio se hace una evaluación grupal de lo que sintió cada uno y que los "terapeutas" expliquen si notaron que la respiración se hacía más profunda con el ejercicio o se restringía por algún problema personal de cada uno.

Como se ha dicho antes, al final de cada ejercicio, deben trabajarse algunos de los problemas que afloran. Ésta es la finalidad de todos los ejercicios, a mi modo de pensar.

Se pueden usar otros ejercicios de respiración que sugieren Ilse Middendorf, Carola Speads y Thérèse Bertherat siempre y cuando se adapten a la idea bioenergética de detectar el problema psicológico que hace superficial la respiración de cada paciente o que mantiene rígidas y constreñidas algunas partes del cuerpo para luego trabajarlos, y no sólo para diagnosticar y etiquetar a los pacientes.

EJERCICIOS BIOENERGÉTICOS

Se llaman así los ejercicios corporales que Lowen, Pierrakos y sus discípulos han experimentado para ver y quitar las tensiones del cuerpo, aumentar la energía del mismo y, así, promover el buen funcionamiento de todas las funciones del organismo humano: físicas, emocionales, intelectuales y transcendentales.

Difieren de otros ejercicios gimnásticos y atléticos por su base teórica y su finalidad. Es postulado bioenergético que la mayor parte de las tensiones y asimetrías del cuerpo, que dificultan el flujo natural de la energía y obstaculizan el ejercicio normal de las funciones humanas, se originan en problemas psicológicos de la infancia y de la adolescencia que no han sido resueltos satisfactoriamente. Así que los ejercicios que se aconsejan aquí tienen como propósito diagnosticar los problemas psicológicos que originaron las tensiones, aumentar la energía vital y trabajar para resolver los problemas psicológicos que produjeron las tensiones y distorsiones del cuerpo, a fin de que el paciente alcance mayor efectividad en sus funciones y pueda gozar plenamente la vida.

Los ejercicios atléticos para robustecer distintas partes del cuerpo pueden dar más fuerza y energía al cuerpo, pero no se pueden llamar bioenergéticos porque no guardan relación alguna con los problemas psicológicos que limitan la energía vital.

Los ejercicios que indicaré en seguida están tomados del *Manual de entrenamiento en bioenergética* que se usaba en los años 60 y que, después, el doctor Lowen y su esposa Leslie editaron en 1977 en el libro: *The Way to Vibrant Health*.

W. Reich había observado que el flujo de la energía vital se obstaculiza en siete zonas del cuerpo, a saber: ocular, oral, cervical, torácica, diafragmática, abdominal y pélvica. Aconsejaba que el trabajo para la relajación de estas zonas debería empezar por la ocular y terminar en la pélvica. Sus discípulos en la vegetoterapia han desarrollado distintos ejercicios para distensar cada una de estas zonas.

Los doctores A. Lowen y J. Pierrakos, discípulos también de Reich, aconsejan que el trabajo corporal en terapia se empiece de los pies hacia la cabeza para evitar que se acumule tanta energía en la cabeza que se puedan producir alucinaciones, y hasta un brote psicótico, por no tener salida por los pies al estar bloqueadas las partes inferiores del cuerpo. Sin embargo, en la práctica no siguen un orden determinado, sino que, después de algunos ejercicios de las piernas, trabajan intensivamente aquellas partes del cuerpo que parecen más tensas y que pueden tener más relación con los problemas dominantes del paciente.

En la exposición de algunos ejercicios bioenergéticos que pueden servir al terapeuta, seguiré el orden que aconsejan Lowen y Pierrakos sin que esto signifique que en la terapia tenga que seguirse el mismo orden.

Ejercicio 1

El primer ejercicio que debe hacerse constantemente hasta ejecutarlo casi inconscientemente se refiere a la postura general del cuerpo al estar de pie o sentados.

a) Al estar de pie, el peso del cuerpo debe caer sobre la parte frontal de los pies –el metatarso y dedos–, no en los talones. Las rodillas deben estar flexionadas de manera que todo el cuerpo pueda moverse con facilidad en cualquier dirección. La pelvis debe estar echada discretamente hacia atrás, quedando suelta. La parte abdominal debería estar ligeramente abultada y caer hacia abajo. Tomando esta postura, el pecho quedará erguido y la inhalación y exhalación resultarán más profundas. Cuando el peso del cuerpo cae sobre los talones y las rodillas están rígidas, el peso de la parte superior del cuerpo descansa en la parte lumbar de la columna vertebral. A la larga, esta postura producirá fuertes dolores en la parte lumbar *(small back)*.

b) Al estar sentados, los pies deben estar separados y apoyados sobre el suelo con toda la planta de los pies. De esta manera los pies, las piernas y los glúteos forman una base sólida para mantener erecta la columna vertebral y la parte superior del cuerpo; así los brazos podrán moverse con gracia y agilidad en cualquier dirección.

Ejercicio 1b

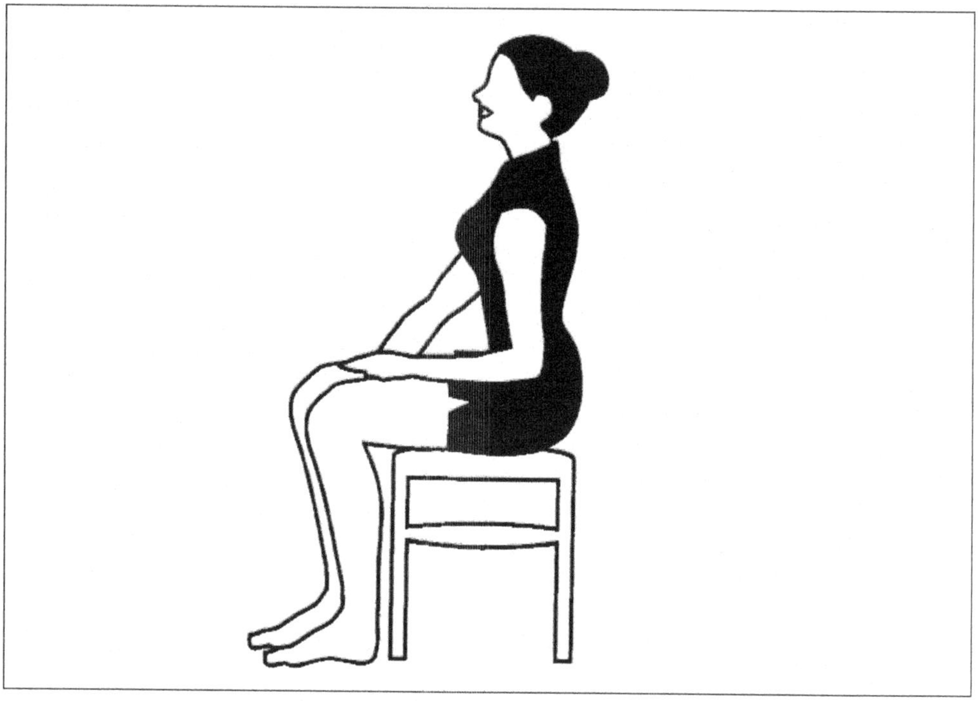

Al exponer la técnica de la respiración, repetí continuamente que ésta debe ser la postura adecuada para tener una buena respiración.

Ésta es la base del ejercicio que Lowen llama arraigamiento *(grounding)* porque es indispensable para que cualquier carga y descarga de la energía baje al suelo y no produzca síntomas neuróticos o brotes psicóticos por la acumulación de energía en otras partes, lo que Reich llama *estasis*.

El tener los pies bien plantados sobre el suelo al estar de pie y al andar sirve de base para sostener el peso de todo el cuerpo, pero, además, según las observaciones del doctor Pierrakos, mantiene activo el *chakra* que está sobre los genitales, dando más energía a las funciones sexuales. Cuando los pies no están bien plantados en el suelo al andar y estar de pie, puede suponerse que hay algún problema sexual; para arreglarlo debería hacerse hincapié en que el individuo tome y sostenga esta postura básica.

Todos los *chakras* que están en el tórax –de los genitales al cuello– están relacionados con algunos puntos o partes de las piernas. De aquí la importancia de los ejercicios que vamos a apuntar partiendo de las piernas.

El ejercicio general recomendado para mantener las piernas y los *chakras* del tórax con energía y en buen tono es el correr o trotar durante 20 ó 30 minutos, por lo menos, cada tres días. Así se logrará también una mejor respiración como recomendamos antes. Como no siempre hay lugar o tiempo para hacer este ejercicio general, apuntaré aquí algunos que se pueden practicar dentro de la casa, individual y grupalmente.

Ejercicio 2

a) De pie, las rodillas flexionadas y los glúteos echados discretamente hacia atrás, se inhala profundamente, levantando el pecho lo más alto posible; después de una breve pausa, se exhala lentamente y se van doblando las rodillas hasta donde cada uno pueda. Se inhala y exhala de esta manera 20 ó 30 minutos, manteniendo siempre el tórax en posición vertical.

b) De pie y echando los brazos hacia adelante, se inclina el cuerpo como queriendo tocar el suelo con la punta de los dedos. Manteniendo esta posición, se inhala y exhala durante 10 ó 15 minutos para poner más tensión en los gemelos; se pueden levantar un poco los talones al hacer este ejercicio. Cuando las piernas duelen y empiezan a vibrar, se aconseja que el individuo emita un sonido que exprese lo que está sintiendo; así se estimula también el *chakra* de la garganta.

Ejercicio 2b

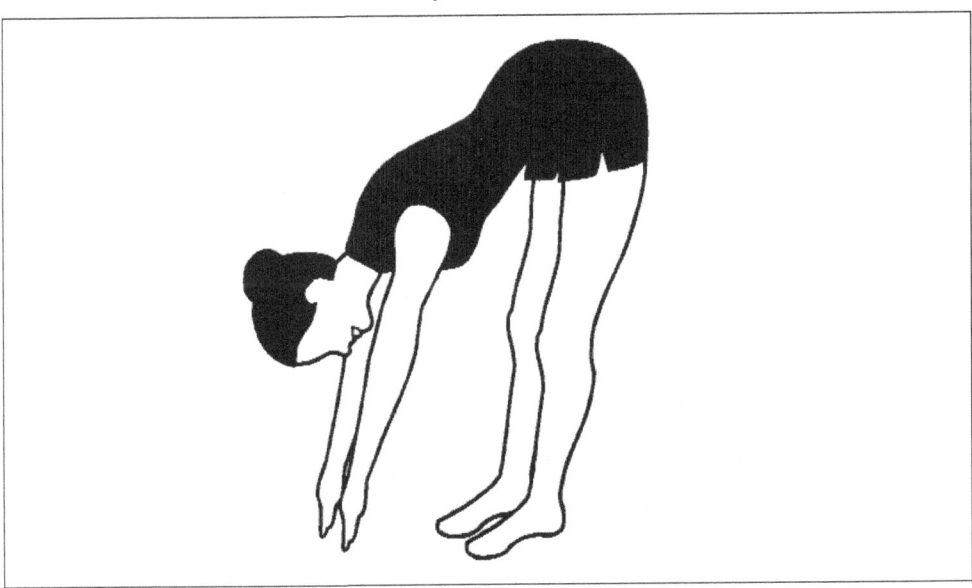

c) Se repite el ejercicio anterior, pero, al inclinarse, se apoya todo el cuerpo en la pierna derecha flexionada y con la izquierda al aire sin tocar el suelo. Después de unos minutos, se cambia el peso a la pierna izquierda flexionada y la derecha al aire sin tocar el suelo. Se repite este ejercicio apoyándose primero en una pierna y luego en la otra, respirando hondamente y emitiendo voces que expresen el dolor que se está sintiendo hasta que ambas piernas vibren fuertemente. Cuando esto se logra, la persona se pone derecha, con las piernas flexionadas, y sigue vibrando. Con esta vibración, la pelvis suele moverse de atrás hacia adelante espontáneamente y el *chakra* de la garganta estará abierto. Si no se da este movimiento espontáneamente, es señal de que todavía hay obstrucciones en la pelvis y en la garganta.

Ejercicio 2c

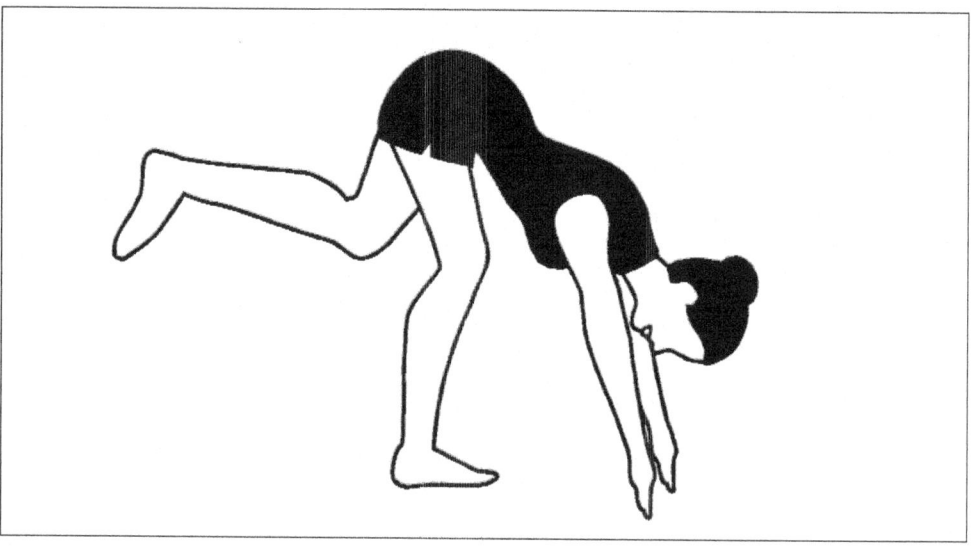

Ejercicio 3

Conocido como el *arco chino,* este ejercicio lo diseñó el doctor Lowen y, poco después, supo que los chinos lo han practicado durante miles de años para tomar energía del sol y descansar en los intermedios de su trabajo. Se puede hacer naturalmente mirando al sol por la mañana o en un salón en dirección al oriente si se quiere.

a) De pie, con los pies bien plantados en el suelo, separados 40 centímetros uno del otro y con los dedos de los pies vueltos un poco hacia el centro, se flexionan las rodillas y se echa el cuerpo hacia atrás para formar un arco de los tobillos a la cabeza; la mirada se mantiene horizontalmente hacia adelante. Los puños de las manos se ponen detrás de la pelvis empujándola hacia adelante. En esta posición, se inhala y exhala profundamente durante 10 ó 15 minutos hasta que todo el cuerpo empiece a vibrar, especialmente las piernas y la pelvis.

b) De pie, como se dijo en el párrafo anterior, pero con los brazos levantados, las manos tocando la espalda y los codos hacia adelante tocando la cara, se inhala y exhala profundamente.

Técnicas

Ejercicio 3a   Ejercicio 3b

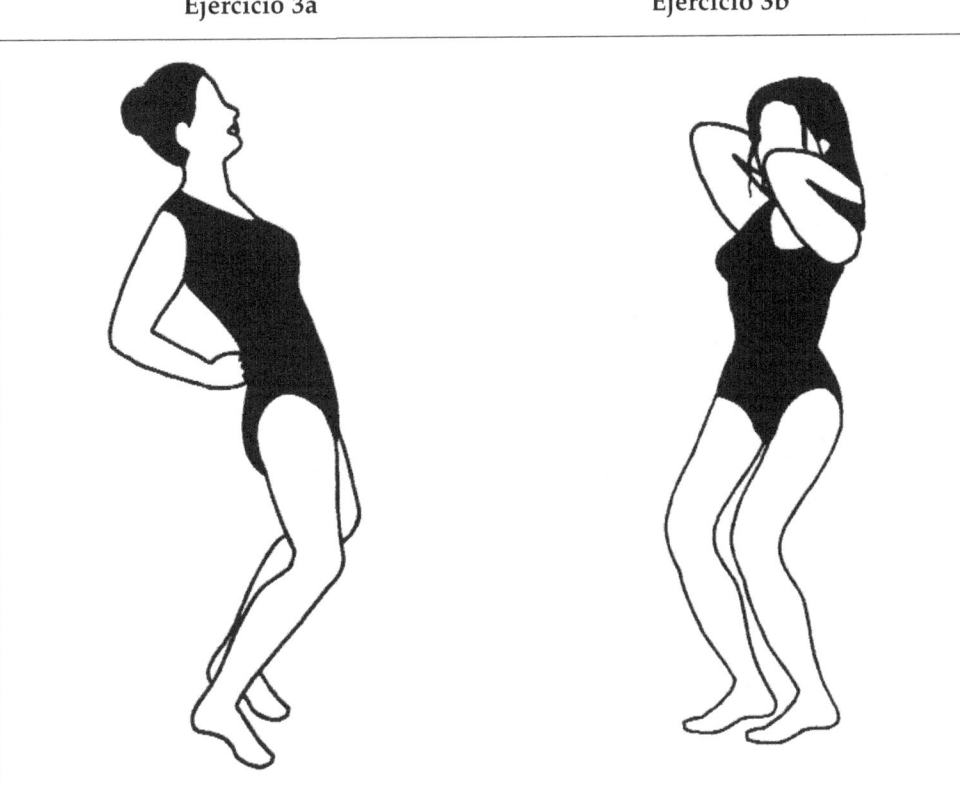

Además de promover la vibración del cuerpo, el pecho se ensancha más con este ejercicio; es muy útil para las personas que tienen el pecho estrecho y hundido.

c) Una tercera variante de este ejercicio consiste en levantar los brazos hacia arriba, apretar los puños y gritar con expresiones de rabia. Este ejercicio relaja los músculos pectorales y de la parte superior de la espalda y extiende el pecho colapsado.

d) Para aumentar la tensión de las piernas e incrementar el flujo de la energía hacia los pies, se pueden hacer los tres ejercicios anteriores apoyándose solamente en una de las piernas y después en la otra.

Como se puede suponer, con estos ejercicios se activa la energía de las piernas, el pecho y se activan todos los chakras del tórax.

Ejercicio 4

Este ejercicio se llama el *puente*. Después de hacer intensamente cualquiera de los ejercicios anteriores, la espina dorsal se encorva hacia adelante; por tanto, es conveniente hacer el ejercicio del puente a fin de que la espina dorsal se encorve en sentido opuesto.

Se hace así; de pie, con las rodillas flexionadas, se inclina el cuerpo hacia adelante hasta tocar ligeramente el suelo con la punta de los dedos; la cabeza se mantiene completamente suelta y vuelta hacia el suelo. En esta posición, se inhala flexionando las rodillas, y al exhalar se enderezan las piernas lo más que cada uno pueda, pero sin dejar de tocar el suelo con los dedos.

Con este ejercicio se producen vibraciones de las piernas y la pelvis que pueden ser dolorosas al principio, pero que después se vuelven muy agradables.

Ejercicio 4

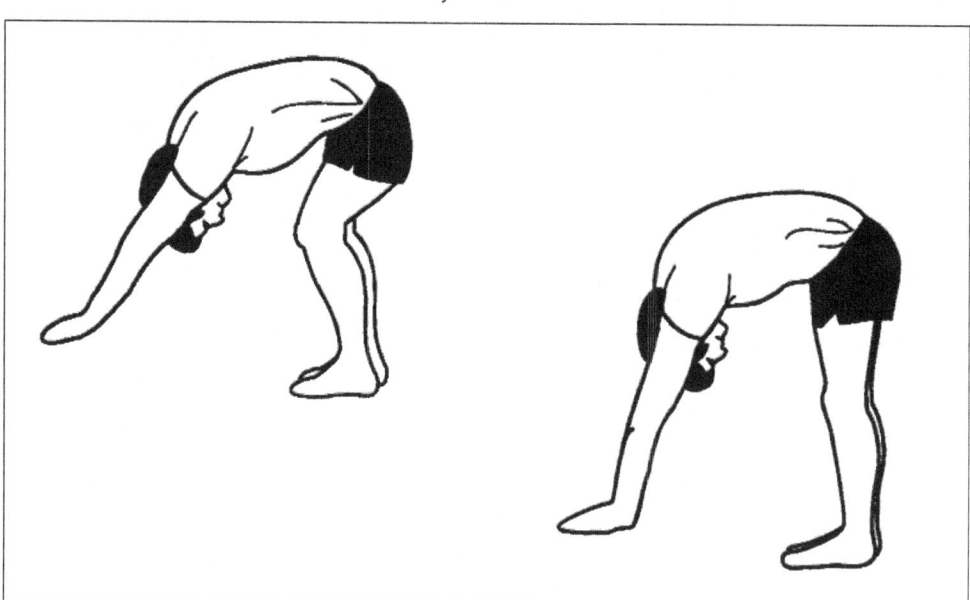

Ejercicio 5

Otro ejercicio para activar la energía de toda la pierna, desde el talón hasta la pelvis, es el siguiente:
a) El paciente se recuesta sobre un colchón, boca arriba.
b) Levantando una pierna y después la otra, empieza a patear el colchón con el talón de cada pie; las piernas se mantienen rectas sin flexionar tanto al levantarlas como al golpear el colchón con el talón.

Este ejercicio es muy útil para descargar el enojo o rabia que el paciente tenga contra alguien; ayuda todavía más si el paciente profiere injurias o improperios contra la persona que él tiene en mente.

Ejercicio 5

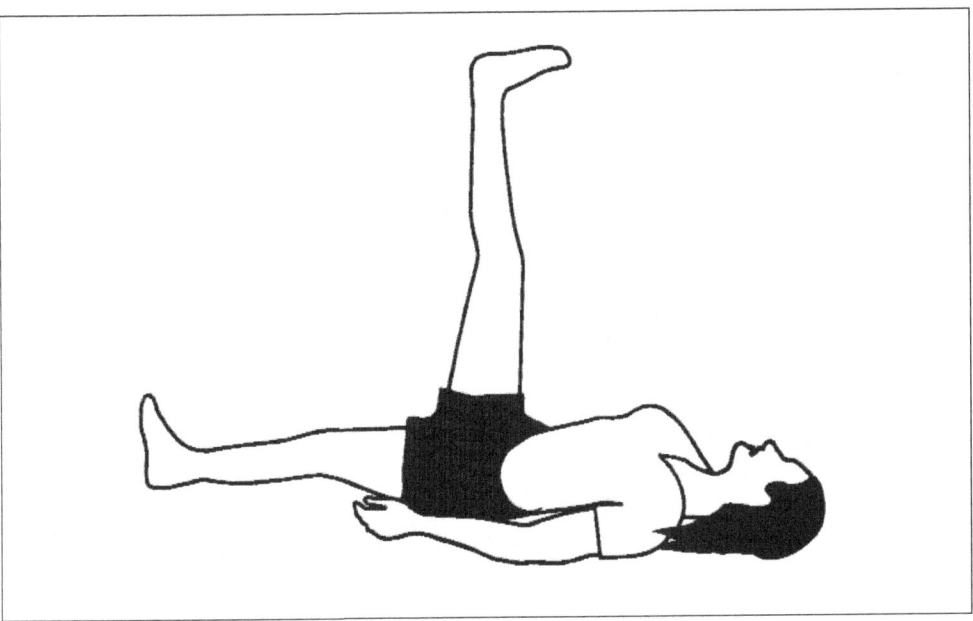

Ejercicio 6

Para activar la energía de la pelvis y las piernas, se sugiere el siguiente ejercicio.
a) El paciente se recuesta sobre un colchón o sobre un tapete en el suelo; levanta las piernas en alto, y las separa una de la otra unos 40 centímetros, con los dedos de los pies vueltos hacia el centro.
b) En esta posición inhala y exhala jadeando, sin permitir que las piernas bajen.

Este ejercicio es doloroso al principio, pero cuando las piernas empiezan a vibrar se vuelve placentero y hasta la pelvis se levanta espontáneamente del suelo y golpea el colchón o el tapete con los glúteos. Algunos pacientes gozan este ejercicio como si fuera un orgasmo.

Estuvo en terapia conmigo un profesional que dudaba de contraer matrimonio porque sentía su pelvis y sus genitales muertos, incluso estando cerca de su novia. En la sesión, se hablaba un poco sobre las posibles causas de esta tensión que impedía el flujo de la energía hacia la pelvis; después, se hacía siempre con intensidad el ejercicio que acabo de apuntar. Con este ejercicio, su pelvis y sus piernas vibraban cada vez más; en las últimas sesiones la vibración de las piernas y el movimiento de la pelvis eran sumamente placenteros y tan fuertes que el paciente no podía controlarlos.

Después de algún tiempo, el paciente tuvo más confianza en sí mismo y en su sexualidad y no dudó en contraer matrimonio. Algún tiempo después, vino a visi-

Ejercicio 6

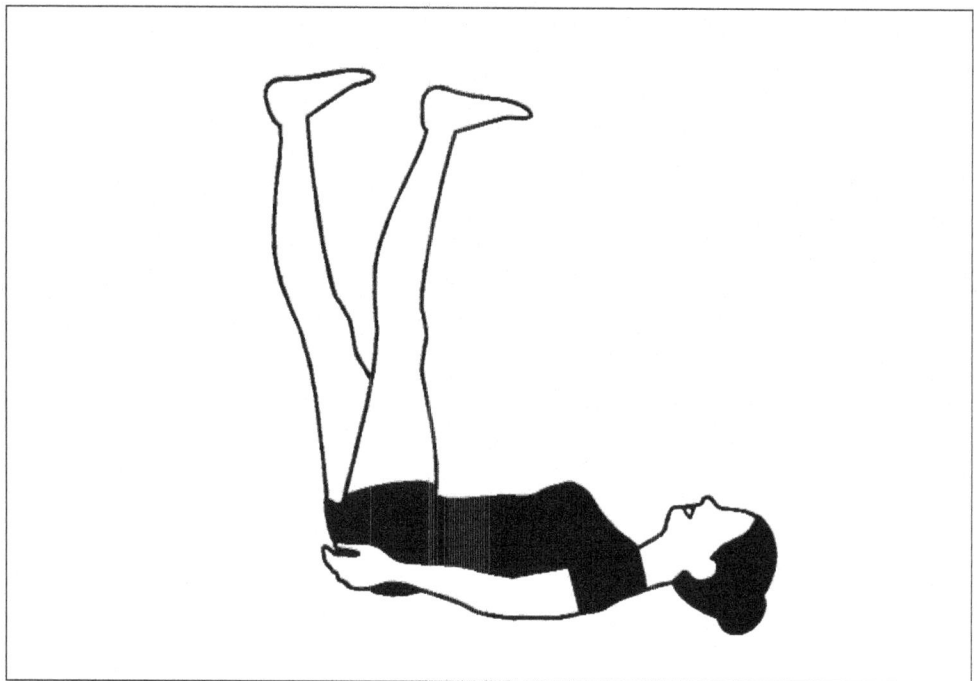

tarme y comunicarme con mucho agradecimiento que su vida sexual con su esposa era muy placentera y que ya tenían un hijo.

Hay pacientes que tienen la pelvis tan ligada al tronco del cuerpo que no pueden moverla independientemente del tórax, lo que impide que sus relaciones sexuales sean del todo satisfactorias. El problema debe tratarse psicológicamente para descubrir sus causas. Ayudan en este caso los ejercicios que se describen a continuación.

Ejercicio 7

De pie, con las rodillas flexionadas, el paciente se esfuerza por mover la pelvis en círculo como si estuviera bailando el *hula-hula* hawaiano.

a) También de pie y con las rodillas flexionadas, el paciente se esfuerza en mover la pelvis hacia atrás y hacia adelante hasta que pueda hacer este movimiento independientemente del tórax y cada vez más rápido emitiendo al mismo tiempo el sonido que más le agrade. Según el doctor Pierrakos, experto en *chakras*, el *chakra* de la garganta está relacionado con la pelvis. Si la pelvis no se mueve libremente, el *chakra* de la garganta tiene poca actividad; una vez que el paciente la mueve libremente, éste muestra mayor actividad. Esto lo puede ver el doctor Pierrakos.

b) Finalmente, el paciente, recostado boca arriba sobre un tapete extendido sobre el suelo, con las rodillas flexionadas y los pies plantados en el suelo, golpea el tapete con los glúteos.

Se puede comprobar si hay más energía en la pelvis después de estos ejercicios de la siguiente manera: recostado sobre el tapete boca arriba, el paciente flexiona las rodillas y, con los pies bien plantados sobre el suelo y separados unos 12 centímetros, empieza a juntar y separar lentamente las rodillas. Si hay mucha energía en las piernas y en la pelvis empezarán a vibrar; las vibraciones pueden ser muy placenteras. Si el paciente corta esta vibración habrá que trabajar más su problema psicológicamente.

Ejercicio 8

Se recomienda cuando hay mucha tensión en la parte alta de la espalda entre los hombros, sea por rabia reprimida o por el carácter compulsivo del paciente.
 a) El paciente debe dar golpes con una raqueta al colchón que se pone sobre una cama o sobre la mesa de trabajo. Hay que recomendarle que, al dar cada golpe, piense a qué persona está golpeando, que no lo haga como simple ejercicio gimnástico; asimismo, debe levantar la raqueta hacia arriba y hacia atrás de la espalda para movilizar los hombros. Algunos pacientes, especialmente los rígidos, hacen este ejercicio sin movilizar los músculos de la espalda; hay que insistir en que, después de levantar la raqueta sobre la cabeza, den cada golpe doblando la columna vertebral.
 b) Para desahogar más el enojo o rabia, el paciente deberá movilizar también la garganta emitiendo insultos o sonidos agresivos en la lengua materna.

Ejercicio 9

Para relajar todos los músculos de la espalda, sirve admirablemente el banquillo de Lowen o el rodillo de Pierrakos.
 a) El paciente se recuesta sobre el banquillo, poniéndolo debajo de las partes tensas, echando los brazos hacia atrás y teniendo el tórax horizontalmente apoyado sobre los pies con las rodillas flexionadas.
 b) El rodillo de Pierrakos es todavía más útil porque con él se puede dar masaje sobre toda la espalda desde los hombros hasta los glúteos.

Ejercicio 10

El mismo banquillo o rodillo sirve también a los pacientes con el pecho hundido y apretado. Recostados sobre uno u otro en la forma que se ha dicho, deben levantar el pecho lo más que puedan al inhalar. Para extender más el pecho, se pueden hacer también los siguientes ejercicios:

a) De pie frente a una pared o puerta a un metro de distancia, se apoyan las manos extendidas sobre la pared o puerta a la altura de los ojos; luego, sin separar las manos de la pared, se inclina el cuerpo hacia abajo hasta tener los brazos completamente tensos con la cabeza levantada lo mismo que los glúteos. En esta posición, se inhala y exhala extendiendo el pecho hacia abajo todo lo posible. Este ejercicio sirve al mismo tiempo a los brazos y a las piernas que están sumamente tensas.

b) El otro ejercicio para los pacientes que tienen el pecho hundido es el que vulgarmente se llama "lagartijas". El paciente se tira sobre el suelo, boca abajo, y se apoya sobre las puntas de los pies y las manos sobre el suelo con los brazos flexionados. Al inhalar y exhalar se extienden y se flexionan los brazos.

Ejercicio 11

Cuando la respiración es superficial, es señal de que el diafragma se mantiene más o menos fijo sin dar lugar a una respiración más profunda; habiendo poca energía por la respiración superficial, suele haber también confusión mental. El paciente no sabe o no se atreve a decidir qué alternativa escoger sobre cantidad de problemas. En este caso, se puede hacer el siguiente ejercicio y experimento.

a) Se pide al paciente que enumere las alternativas que conscientemente encuentra en el problema que lo inquieta. Luego se le pide que, sentado, incline el tórax y la cabeza lo más que pueda y, con los dedos de ambas manos juntas, apriete fuertemente la región abdominal debajo de las costillas flotantes e inhale y exhale en esta posición durante algunos minutos; que levante después la cabeza y el tórax y respire más ampliamente.

b) Después de hacer esto dos o tres veces, notará que su respiración es mucho más amplia y profunda y que tiene la cabeza más erguida.

Al final, continuando su respiración profunda y el cuerpo erguido, que vuelva a enumerar las alternativas del problema que lo inquieta. Se suele notar que, después de estos ejercicios, hay menor confusión, hay más claridad y mayor peso en una de las alternativas del problema; el paciente puede decidir entonces más fácilmente cuál escoger.

Una vez que el paciente ha experimentado el efecto de este ejercicio, lo puede practicar en su casa en multitud de problemas en que no sabe qué hacer.

Hay muchos otros ejercicios que se sugieren en el *Manual de entrenamiento en bioenergética* y otros que Lowen y su esposa Leslie publicaron en su libro: *The Way to Vibrant Health*, en 1977. El terapeuta puede utilizar los que mejor le sirvan para resolver las tensiones del paciente relacionadas con los problemas que se exponen en terapia. Puede también adaptar y probar otros ejercicios que se usan en las terapias corporales y los que se usan en la gimnasia, pero no como simples ejercicios, sino para resolver las tensiones del cuerpo relacionadas con los problemas de los pacientes.

MASAJE

Otra técnica muy importante en bioenergética es el masaje. Se usa para suavizar tensiones en partes del cuerpo que no se movilizan mucho al respirar o al hacer ejercicios bioenergéticos, tanto en sesiones particulares, como en sesiones de grupo en las que los participantes, bajo la dirección del terapeuta, se dan masaje unos a otros; así, se tiene mayor contacto con el paciente y se logra mayor integración del grupo.

Hay varias clases de masaje y muchas técnicas para darlo. En general, podemos dividirlos en dos categorías generales: el masaje suave de relajación, para suavizar la rigidez general que muestran algunos pacientes como los rígidos, los psicópatas y los masoquistas, y para dar calor y energía a tipos faltos de contacto como los esquizoides y orales.

La segunda clase es el masaje fuerte y profundo; se usa para disminuir o quitar las tensiones que hay en distintas partes del cuerpo y aflojar la fascia que envuelve los músculo, limita su movimiento natural e impide el flujo de la energía por todo el cuerpo.

En bioenergética, se sostiene que las tensiones del cuerpo y la falta de movimiento de los músculos limitan el flujo normal de la energía vital, y que se originan en los problemas psicológicos no resueltos en la infancia. Cuando se hacen crónicas, se mantienen y robustecen por la coraza muscular.

Por esta razón, en bioenergética, se usa el masaje suave o profundo para hacer aflorar esos problemas psicológicos que se han vuelto inconscientes para luego trabajarlos verbalmente hasta llegar a la raíz o experiencia de la infancia y de la adolescencia que les dieron origen.

Por tanto, el psicólogo o terapeuta que quiere trabajar bioenergéticamente debe aprender a dar masajes suaves y relajantes, de los que hay muchas técnicas, y masajes más fuertes y profundos, como *Rolfing e integración postural,* para tener a mano un instrumento más que le ayude a resolver los distintos problemas emocionales que se han somatizado y hecho crónicos e inconscientes. No se trata, por tanto, de dar masajes de pura relajación, circulación o energetización, ni masajes fuertes y profundos sólo para alinear las distintas partes del cuerpo conforme a la gravedad y evitar tensiones que se producen por falta de verticalidad; porque si no se tratan los problemas psicológicos que dieron origen a esas tensiones y contorsiones éstas volverán a aparecer por la influencia de los mismos problemas no resueltos.

El masaje suave y empático llena la necesidad de contacto y cariño de pacientes con el pecho hundido y colapsado y les ayuda a abrir los ojos a un futuro en que habrá más amor y aceptación; ayuda también a suavizar la coraza de acero que tienen algunos pacientes para quienes todo contacto suave es amenazante porque nunca lo tuvieron en la vida; así, se abre las puerta o ventana para ver y aceptar las experiencias de la infancia que los traumatizaron a fin de modificar sus consecuencias en el futuro. Pero, una vez que se tiene conciencia de esas experiencias y problemas, el terapeuta bioenergético debe suspender el masaje y concentrar su atención en resolver los problemas que han aflorado.

Si se usa el masaje profundo, hay que tener en cuenta ciertas observaciones que últimamente ha hecho Jack Painter respecto a la técnica de integración postural. Ya no se trata de dar una sesión completa de las diez que señala esta técnica, ni de hundir los dedos, los nudillos o los codos para separar fascias o aflojar tensiones con la mayor fuerza posible hasta que el paciente llore o grite; los terapeutas deben tener en cuentas los sentimientos de miedo, tristeza, dolor y rabia que el masaje profundo suele producir. Hay que preparar al paciente explicándole antes el dolor y las inquietudes que el masaje puede causar, y luego respetar esos sentimientos y el paso que el paciente quiera tomar.

También aconseja Painter que, después de una descarga emocional profunda o un pase doloroso, se den masajes suaves a fin de que el paciente se dé cuenta de los sentimientos que le suscitan tanto el masaje profundo como el suave, de las experiencias pasadas y de las que debe buscar en el futuro[3].

Sucede frecuentemente que, al suavizar una parte del cuerpo o al aflojar la fascia que limita el movimiento de la musculatura, salten los sentimientos reprimidos y vengan a la mente recuerdos de escenas por las que esos sentimientos fueron reprimidos. Éste es el momento para que el terapeuta bioenergético se olvide de continuar la sesión de masaje, enfatice aún más esos sentimientos con ejercicios bioenergéticos y empiece a hablar con el paciente de sus experiencias del pasado. Si la sesión es grupal, es muy provechoso que se trabajen psicodramáticamente esas experiencias como sucedieron y, después, se dramaticen esas experiencias, pero al gusto del paciente, esto es, sustituyendo las figuras de los padres o maestros con otras que los amen y comprendan a fin de borrar en el cerebro las grabaciones de experiencias traumáticas y sustituirlas con experiencias saludables y placenteras.

Para limpiar los puntos del cerebro de experiencias traumáticas de la infancia y de la adolescencia, y que se han hecho crónicas y se han endurecido todavía más por experiencias similares a lo largo de la vida, no basta, como dice Reich, dar explicaciones teóricas o interpretaciones analíticas, sino dar y afianzar experiencias positivas.

Por lo que acabo de decir, es muy útil que el terapeuta bioenergético se entrene para dar masaje suave del nombre que sea y masaje profundo como Rolfing e integración postural, pero sin sentirse obligado a seguir todos los pases que indican esas técnicas una vez que se ha descubierto una veta que le lleva al inconsciente, esto es, a las experiencias traumáticas de la infancia y de la adolescencia.

El orden o secuencia de las sesiones de masaje que sugiere Painter es muy parecido al que sugiere Lowen para ejercicios bioenergéticos, pero el terapeuta bioenergético debe fijarse más en aquellas partes del cuerpo que aparecen más distorsionadas o más flácidas porque son las que le llevan a los problemas básicos del paciente, para luego trabajar esas partes con detenimiento y cuidado.

---

3 J. Painter, *Technical Manual of Deep Wholistic Bodywork.*

Si el terapeuta no está entrenado en psicodrama, es necesario que, después de la explosión de los sentimiento reprimidos que siguen al masaje, se discutan las experiencia traumáticas que les dieron origen.

El terapeuta debe dar al paciente un masaje suave y empático en aquellas partes sobre las que dio un masaje fuerte a fin de que el paciente tome conciencia, no sólo de los sentimientos negativos debidos a traumas antiguos, sino también de sentimientos positivos de comprensión, respeto y amor, y le dé tiempo para asimilar las nuevas experiencias y sentimientos que han de sustituir a los traumáticos.

En la técnica de masaje, hay un contacto más íntimo entre el cuerpo del paciente y las manos del masajista y esto puede producir más fácilmente una transferencia positiva o negativa tanto en el paciente como en el terapeuta. Esto es natural dado que las experiencias de la infancia no mueren completamente incluso después de realizar una terapia, como es de esperarse del terapeuta. Así que el terapeuta no debe asustarse de esto, pero tampoco fomentar las transferencias de cualquier naturaleza que sean, sino ir resolviéndolas poco a poco, no con interpretaciones o aclaraciones, sino con experiencias de sentimientos apropiados.

El contacto físico que se da en el masaje es un medio muy eficaz para transmitir energía al cuerpo del paciente. Por esta razón, el terapeuta debe ser consciente de su estado personal. Unas manos frías y un cuerpo helado no podrán comunicar mucha energía porque el mismo terapeuta no tiene la suficiente ni para sí mismo. Igualmente, una mente distraída y preocupada con mil problemas personales, familiares o de trabajo no pueden hacer contacto personal con el paciente, aunque las manos de terapeuta lo toquen o lo presionen. Por tanto, antes de cualquier clase de masaje, el terapeuta deber hacer algún ejercicio que le ayude a deshacerse de cualquier preocupación para poder concentrar toda su atención en el paciente, atender sus sentimientos y reacciones al masaje que recibe y, además, activar la energía de su cuerpo. Sus manos deben ser un conducto adecuado para comunicar calor y energía al cuerpo del paciente a fin de que aclare las raíces de su problema.

Debe también el terapeuta cuidar que su respiración sea profunda, al igual que la del paciente; esto, con el propósito de que, al juntar sus energías, pueden llegar ambos a la raíz de los problemas más fácilmente.

Por tanto, aún antes de empezar el masaje será útil que el paciente y el terapeuta se sienten durante un rato frente a frente, sincronicen su respiración y mantengan la mirada tranquila entre ambos para tomar conciencia de lo que sienten dentro de sí y respecto al otro con el primer contacto ocular y de respiración sincronizada. Será muy útil que el terapeuta empiece a expresar los sentimientos que tiene el paciente para ayudarle a que él también tome conciencia de sus propios sentimientos en el aquí y ahora y pueda enfrentarse a los sentimientos y recuerdos que tiene reprimidos desde la infancia.

Es conveniente también que durante el masaje el terapeuta mantenga el contacto ocular y la respiración sincronizadas en cuanto sea posible.

La técnica del masaje es siempre útil en la terapia bioenergética, pero es casi indispensable cuando hay restricciones o tensiones en aquellas partes del cuerpo que no se movilizan mucho con ejercicios bioenergéticos como son el cráneo, la frente, la boca, las mejillas y el cuello del paciente.

El modo de dar el masaje suave o profundo en estas partes del cuerpo o en cualquier otra que el terapeuta decida trabajar, debe aprenderlo de los creadores de estos masajes, pero teniendo siempre en cuenta que en terapia bioenergética la finalidad del masaje es llegar al inconsciente, o sea, a los recuerdos de la infancia y a los sentimientos reprimidos. Una vez que se ha abierto un camino o una veta para explorarlos, no hay que seguir buscando otra, sino hasta que se hayan explorado estos caminos o vetas.

También hay que tener en cuenta que muchas partes del cuerpo están relacionadas entre sí, y que al distorsionarse una, suele tensarse la otra. Por tanto el masajista debe alternar el masaje de unas y otras.

El proceso terapéutico es un trabajo de cooperación mutua entre el terapeuta y el paciente que no se limita a la hora de la consulta.

El terapeuta bioenergético no trata de mantener al paciente en dependencia infantil como si de él dependiera todo el éxito del trabajo o como si lo que dice o hace fuera secreto profesional que no debe comunicar al paciente. Al contrario, su labor consiste en ayudar al paciente a independizarse de él y valerse por sí mismo sin necesidad de tener que recurrir a terapia toda la vida. Por tanto, puede darle tareas de respiración y ejercicios bioenergéticos para que haga en casa y puedan ayudarle a tomar conciencia de sus problemas, de su origen y de su posible solución sin necesidad de interpretaciones teóricas o intelectuales.

La técnica de masaje depende naturalmente del que lo da, pero hay ejercicios que el mismo paciente puede practicar sobre sí mismo según le indique el terapeuta que ha visto sus tensiones y sabe algo de sus problemas psicológicos.

Aquí indicaré algunos ejercicios en un orden ascendente de los pies a la cabeza, sin sugerir que éste deba ser el orden de los ejercicios que el terapeuta recomiende.

Ejercicio 1

a) Sentado sobre un tapete extendido en el suelo, el paciente toma su pie izquierdo y, apoyándolo sobre el muslo derecho, con los nudillos de la mano derecha, da masaje y presiona toda la planta del pie, haciendo más presión sobre aquellos puntos en que sienta más dolor, precisamente por tener más conexión con algún órgano del cuerpo, como se enseña en reflexología.

b) Después, hace lo mismo con el pie derecho, apoyándolo sobre el muslo izquierdo y dándole masa.je con los nudillos de la mano izquierda sobre toda la planta del pie. Este ejercicio se puede hacer también estando recostados y tomando cada pie entre las manos y apretando toda la planta del pie con los dedos de las manos y el dedo pulgar.

c) Este ejercicio de masaje puede hacerse conjuntamente con algunos ejercicios bioenergéticos que he apuntado, por ejemplo, el patear fuertemente sobre el suelo o una manta doblada y puesta en el suelo, y mover la pelvis de atrás hacia adelante o golpear los glúteos contra el suelo estando recostados. Ésta es una forma de alternar el trabajo sobre distintas partes del cuerpo que guardan una relación funcional.

Ejercicio 2

a) Sentado en el suelo o de pie apoyando un pie sobre un banquillo o silla, con los nudillos de una u otra mano presiona fuertemente alrededor de los tobillos de cada pie y sobre los músculos extensores de cada uno de los dedos.

Ejercicio 3

En los gemelos suele haber tensión al tener que soportar el peso de pacientes con una estructura pesada en la parte superior del cuerpo como se ve en los rígidos, psicópatas y los masoquistas. Para ablandar la masa apretada de todos los músculos de los gemelos, se puede recomendar el siguiente ejercicio.

a) Sentado sobre una silla o cama no muy alta, el paciente trata de separar con los pulgares y los dedos de las manos, cada uno de los músculos apretados y aglutinados en los gemelos desde la rodilla hasta el pie.

Ejercicio 4

Sentado sobre una silla y con los pies plantados en el suelo, el paciente toma los músculos de cada pierna junto a la rodilla y, con los dedos en oposición a los pulgares, los va enganchando y separando en dirección opuesta.

Ejercicio 5

Hay pacientes que tienen las piernas demasiado juntas, especialmente a la altura de los genitales. Este defecto puede ser de herencia biológica, pero también puede originarse por problemas sexuales. En cualquier, caso sirve el siguiente ejercicio:

a) Recostado, el paciente abre las piernas y, con los dedos y el pulgar de cada mano, engancha los músculos abductores de cada pierna y los separa de los otros músculos. Puede también añadir el ejercicio bioenergético que se hace de esta manera:

b) Recostado, abre las piernas, junta las plantas de ambos pies y, en esta posición, cierra y abre las piernas como una mariposa.

Como dije, el doctor Pierrakos sostiene que todos los chakras de los genitales al cuello, tienen conexión con algunas partes de las piernas, de los pies a los genitales. Su función está limitada también por tensiones de estas partes del cuerpo. Así que, al trabajo de las piernas que he apuntado pueden añadirse ejercicios de masaje suave alrededor de los *chakras*.

Ejercicio 6

a) Sentado en una silla junto a una mesa, el paciente apoya los codos sobre la mesa e, inclinando la cabeza, presiona con los dedos de ambas manos los músculos que están en el cuello, los aplana y estira de la séptima vértebra cervical hacia la nuca.

El cuello parece ser realmente un cuello de botella por donde pasa al cerebro toda la información de los sentimientos y emociones que se originan en todo el cuerpo. Por lo que hay ahí un cúmulo de tensiones que limitan la información y la percepción clara de sentimientos no aceptables para el individuo.

Con este ejercicio, no sólo se separan las vértebras cervicales de manera que la cabeza y el cuello puedan alargarse más, sino, además, los sentimientos de rabia y enojo, que estaban reprimidos y agarrotados en la parte superior de la espalda y de la nuca, surgen abiertamente y se imponen a la conciencia.

Después de este ejercicio, los sentimientos de rabia y agresión se pueden aumentar todavía más con ejercicios bioenergéticos.

Los ejercicios que acabo de apuntar los hace el paciente primero delante del terapeuta según el orden que él determina conociendo sus problemas y viendo las tensiones que los resguardan. Pero, una vez que los sentimientos que de ellos pueden resultar han perdido su explosividad, el paciente los puede repetir en casa porque le ayudarán a distensar más el cuerpo y a darse cuenta más claramente de los problemas que las produjeron.

No he indicado cómo se da el masaje suave o profundo en distintas partes del cuerpo porque esto extendería demasiado esta parte del libro y porque hay libros en que se especifica todo esto, como los de integración postural, polaridad y acupresión, etc.

El terapeuta bioenergético puede aprender el método que más le agrade y que haya experimentado en sí mismo. Pero debe tener en cuenta que en bioenergética el masaje es sólo una de tantas técnicas que debe emplear para desbloquear los sentimientos reprimidos y, de ahí, llegar a los traumas que los originaron; así que una vez que brota un sentimiento, debe procurar aumentarlo todavía más con otros ejercicios para tener una visión más clara de los sentimientos, experiencias y traumas que los originaron y, luego, trabajarlos con la técnica que mejor maneje.

Voy, sin embargo, a describir un masaje que puede dar el terapeuta y que sólo he visto y experimentado en sesiones de bioenergética.

Ejercicio 7

a) El paciente, de pie, se inclina hacia adelante hasta quedar mirando el suelo, con la cabeza suelta y los brazos extendidos y sueltos casi tocando el suelo. El terapeuta, frente a él, empieza a suavizar las tensiones del cuello extendiendo con los nudillos de ambas manos los músculos del cuello hasta la nuca, como se dijo en el ejercicio anterior.

b) Después, colocándose a un lado del paciente, da masaje con golpes de los dedos de las manos juntas sobre todas las costillas desde su origen en la columna vertebral hacia los lados. Al llegar a las costillas flotantes, pasa a hacer lo mismo sobre los glúteos, con los puños de la mano y sigue por detrás de las piernas hasta los tobillos.
c) Finalmente, se sienta en el suelo, detrás del paciente, y con los pulgares y los dedos, aprieta fuertemente el talón junto a los tobillos.

Los pacientes que acumulan energía, fuerza y hostilidad en toda la espalda, desde el cuello, tienen que abultar y tensar los gemelos para sostenerse, como dije antes, pero, con este ejercicio, se quedan sin fuerza y casi se colapsan.

Al terminar el ejercicio, el terapeuta se pone de pie frente al paciente y lo mira a los ojos con suavidad y ternura.

Al romperse las defensas musculares que mantienen su agresión y hostilidad, especialmente en tipos masoquistas, psicópatas y rígidos, el paciente, frente al terapeuta que lo mira con empatía y comprensión suele perder de vista al terapeuta y ver al frente a las personas que han sido importantes en su vida y han originado sus problemas o también puede ver figuras importantes que lo ven con aceptación y amor. Con este ejercicio, el terapeuta puede comprender el estado en que se encuentra el paciente respecto a sus experiencias traumáticas: o está todavía enredado en sus experiencias negativas o ya empieza a solucionarlas sustituyendo a las personas que lo dañaron por otras, reales o imaginarias, que le abren el horizonte y le indican el camino a seguir para salir de su atolladero.

Puedo ilustrar la importancia del contacto físico, cariñoso, respetuoso y de masajes suaves, incluso cuando se usen los pases profundos y dolorosos de Rolfing y de integración postural, con dos ejemplos de mi experiencia personal.

Para graduarnos después del curso y terapia de integración postural, cada uno teníamos que dar las diez sesiones de este método delante de todo el grupo con la supervisión de la maestra, Blanca Rosa Añarve, quien hacía las correcciones necesarias de cada sesión para provecho de todo el grupo.

Yo escogí como "modelo" o paciente a una señora casada que llamaré Rosa, que estaba en terapia conmigo y asistía además a mis sesiones grupales de psicodrama y bioenergética. Rosa había tenido serias dificultades con su madre y ahora las tenía con su marido por diversas razones. Tenía una hija de 10 años, pero desde entonces no podía embarazarse de nuevo, a pesar de los muchos estudios ginecológicos que le habían hecho, lo que aumentaba las tensiones y problemas en su matrimonio.

Le di las diez sesiones de integración postural con el contacto íntimo que requiere este método, pero con mucho respeto aún en las sesiones en que se trabajan la parte interior de los muslos, *el psoas*, los glúteos y el área genital. Después de los pases profundos y dolorosos en que la paciente gritaba de dolor, solía yo darle masaje suave en las partes doloridas a los que Rosa respondía con los sonidos de un niño que quiere dormir o de una mujer después de una relación sexual satisfactoria.

Cuando terminé las diez sesiones de este método, me fui de vacaciones durante un mes. A mi regreso, vinieron a saludarme Rosa y su marido y a anunciarme, llenos de alegría, que estaban esperando la llegada de un nuevo bebé. Fue un varoncito que el marido deseaba mucho. Los padres organizaron una gran fiesta para celebrar su nacimiento. Asistí yo como invitado de honor, además del ginecólogo que había atendido a Rosa antes y después de su embarazo y muchos de sus parientes y amigos. Rosa anunciaba a los cuatro vientos el "milagro de su embarazo" y su ginecólogo me suplicó atentamente que le revelara el secreto del tratamiento que había usado con Rosa. Yo le contesté que, durante la terapia y las sesiones de masaje, no me había propuesto la finalidad del embarazo, sino seguir la meta de la bioenergética en que se trabajan la parte psicológica y los aspectos somáticos de un problema. Creo firmemente que ni la terapia psicológica, ni los masajes de integración postural producirían este resultado si no estuvieran activados por el cariño, respeto, amor y comprensión que Rosa no había recibido ni de su madre, ni de su marido.

Tengo también muy presente la sesión que observé cuando una compañera del curso de integración postural trabajó las tensiones del cuello y de la cara de su modelo. Este trabajo fue muy doloroso y el paciente lloró abiertamente como si fuera un niño abandonado en la calle por sus padres o castigado brutalmente por sus maestros; todos rodeamos a la terapeuta y a su paciente con cariño y lágrimas en los ojos. Cuando el llanto cesó, el paciente tuvo una erección muy fuerte que la terapeuta y todos nosotros observamos en silencio, con respeto y sin chocarrerías vulgares. Cuando amainó, poco a poco, la erección, el paciente pidió que le tocaran la marcha fúnebre de la *Sinfonía Heroica* de Beethoven y que lo llevaran a enterrar como un héroe que va al cielo después de alcanzar la victoria de toda su vida. Los hombres del grupo lo levantamos de la mesa de masaje y lo cargamos sobre los hombros y, desnudo como estaba, lo llevamos a enterrar, paseándolo por todo el salón hasta que se terminó el movimiento de la Sinfonía Heroica. Lo recostamos en el suelo, lo cubrimos con una sábana y lo dejamos descansar y gozar el triunfo de haber integrado positivamente su infancia, su edad adulta y sus ideales trascendentales.

Estas experiencias me han afianzado en la posición que tiene S. Keleman de la terapia, a saber, que el terapeuta bioenergético debe ser, ante todo, un padre, madre, maestro o amigo sustituto que ayude al paciente a completar satisfactoriamente las etapas importantes de su desarrollo: en el útero, la infancia, la adolescencia y la edad madura hasta llegar a una integración personal de sus instintos, de su sexualidad y de sus ideales culturales y trascendentales, como lo enfatiza también el doctor John Pierrakos y lo he observado en los cuatro años de formación en su versión de bioenergética que él llama *Core Energetics*.

MEDITACIÓN

Para algunos de los que han participado en sesiones bioenergéticas en las que han visto que los pacientes gritan, patean y golpean un colchón con una raqueta para desahogar su hostilidad, les parecerá extraño que ponga la meditación como técnica bioenergética porque en la meditación no hay gritos, ni pataleos sino silencio, relajación y comunicación energética, empática y sincera entre el paciente y el terapeuta.

El fin de todas las técnicas que he apuntado es ayudar al paciente a ponerse en contacto con los sentimientos, emociones y experiencias de su vida que fueron reprimidos por las amenazas y castigos de los padres y personas importantes en su vida y en el ambiente social, cultural y religioso en que se desarrollaron.

Bajo este punto de vista, la meditación es una técnica muy eficaz para que el paciente se ponga en contacto con un pasado doloroso y amenazador que ha reprimido.

Aquí, entendemos por meditación un estado de tranquilidad y silencio interior y exterior en que el paciente ha suprimido toda actividad física y mental para poder obtener en el cerebro ondas *alfa* en lugar de ondas *beta*. Por lo tanto, en la meditación no hay gritos, ni golpes, ni pataleos; también se suprime toda actividad mental de discursos o raciocinios teóricos, psicológicos, sociales y teológicos. La meditación produce en el cerebro una actividad eléctrica que ayuda a conectar la actividad de ambos hemisferios y hace más fácil la integración del consciente con el inconsciente.

El paciente en meditación Zen trata de poner la mente en blanco hasta recibir la iluminación. El que medita bajo la dirección de un gurú budista deja a un lado toda idea, imagen y discurso intelectual y concentra toda su atención en el *mantra* -frase en sánscrito o una lengua desconocida– que el orante repite constantemente, tratando de entenderlo tranquilamente, sin escudriñar racional y conscientemente su significado.

Con el orante cristiano o de cualquier otra religión, la meditación se da cuando se obtiene un silencio exterior e interior, como se ha dicho, en el que el paciente, después de lograr una respiración profunda pero lenta y suave, repite mentalmente una palabra o frase religiosa, como sería: Jesús, Alá, Nafsha u otra palabra de su religión, y luego añade peticiones, súplicas o alabanzas, también mentalmente, pero que le salen de lo íntimo de su estado emocional; esa palabra, frase u expresión íntima no ha sido sugerida por ningún otro ni aprendida de memoria de su ritual religioso, sino que es la expresión de su estado interior, anímico y emocional, en el momento de su meditación.

Para lograr estos resultados en la meditación psicológica, son necesarias ciertas condiciones:

La primera es que la meditación se haga en la presencia de un terapeuta que haya experimentado personalmente esta técnica y pueda oír y aceptar con empatía rogeriana los recuerdos y sentimientos que el paciente exponga según le vienen a su conciencia intuitiva y receptiva, y que el terapeuta le comunique que le entiende bajo su punto de vista, sin juzgar ni evaluar lo que dice el paciente con sus propias normas lógicas, sociales o religiosas.

Para esto, será muy útil al terapeuta conocer y haber experimentado la terapia no-directiva o centrada en el cliente, de Carl Rogers, para adquirir confianza en la tendencia y capacidad que tiene todo paciente para buscar y encontrar la solución adecuada a sus problemas emocionales si siente que el terapeuta lo estima y lo entiende sinceramente.

Será también muy útil, para el buen resultado de esta técnica, que el terapeuta medite al igual que el paciente y le exponga como a un igual intuiciones que él mismo perciba en la meditación. Así, ambos se pueden comunicar de inconsciente a inconsciente como nos decía el doctor J. L. Moreno, creador de la técnica del psicodrama.

Si el terapeuta ha tenido terapia personal y es consciente de sus problemas y limitaciones de la infancia, no habrá peligro de que los proyecte sobre el paciente. Al contrario, esta comunicación discreta y prudente le dará al paciente la confianza de que él también podrá superar sus limitaciones y problemas como lo ha hecho y continúa haciéndolo el terapeuta.

La razón de esto está, como afirman todos los bioenergéticos, en que el hombre forma espontáneamente filtros y barreras que impiden la percepción y conciencia de los sentimientos, emociones y experiencias que han sido rechazadas por los padres y la sociedad en que crece el niño y el adolescente. Para que estos filtros se ensanchen y se rompan estas barreras que defienden el *ego* consciente del paciente, es necesario que el terapeuta comprenda y acepte sin prejuicios y evaluaciones propias los sentimientos, emociones y experiencias que el paciente había reprimido. Si el mismo terapeuta los rechaza, el paciente los volverá a reprimir y la llamada terapia sólo servirá para reforzar la condición del paciente, quien reprimirá de nuevo las intuiciones de su inconsciente que le vienen en la meditación. Ésta es la condición primaria para que la meditación y cualquier otra técnica bioenergética den resultados favorables.

El segundo requisito para que la meditación abra los filtros que ha formado el *ego* consciente y dé salida al inconsciente es que se haga en un lugar tranquilo, sin contaminación excesiva, como decía un experto en meditación: "las montañas, los valles solitarios nemorosos, las ínsulas extrañas, la música callada". El ruido de una fábrica o de una ciudad sacudidas por el tráfico de coches y camiones impide que pueda hacerse una meditación profunda porque faltan el oxígeno y el silencio exterior.

El tercer requisito para alcanzar una meditación profunda, en que se logre la intuición del inconsciente y su integración con el *ego* consciente, está en que el paciente y el terapeuta alcancen el silencio interior, o sea, que dejen a un lado razonamientos, curiosidades teóricas y especulativas a fin de que puedan oír la voz tenue y temblorosa del inconsciente en un estado de conciencia receptiva en el que se producen ondas *alfa* y en el que los dos hemisferios del cerebro tienen comunicación fácil y armoniosa.

La preocupación obsesiva del terapeuta por probar su método terapéutico o su teoría de la personalidad y una inquietud interna para definir el tipo bioenergético, psicológico y psiquiátrico del paciente hace mucho ruido en la mente del terapeuta e impide que éste pueda oír empática y tranquilamente la expresión de los sentimientos y emociones del paciente que afloran durante la meditación.

Estos son impedimentos para la percepción y comprensión de lo que siente el paciente en cualquier técnica terapéutica, pero, principalmente, en la práctica de la meditación en la que se requieren silencio exterior e interior de parte del paciente y del terapeuta.

Finalmente, el cuarto requisito para que la meditación psicológica logre resultados favorables consiste en que la postura del cuerpo y el estado fisiológico del mismo no hagan ruido interior por el *stress* de una postura inadecuada o las necesidades de sueño y alimento que no se han atendido satisfactoriamente.

Los orientales aconsejan la posición de loto en la meditación, pero, como los occidentales no estamos acostumbrados a mantener esta postura durante largo tiempo, será preferible para nosotros sentarnos correctamente, de manera que la columna vertebral sirva de sostén adecuado a la cabeza y que todo el cuerpo tenga una base firme en las piernas y pies bien plantados en el suelo. Ayunos extenuantes impiden la concentración de la mente; lo mismo sucede cuando el estómago está cargado de comida y bebida excesivas.

Una vez que, por la meditación frente a un terapeuta o conjuntamente con él, el paciente empieza a recordar los incidentes traumáticos de la infancia y siente que el terapeuta lo comprende y no pierde su estima ante él, también él los acepta, y ambos –terapeuta y paciente– pueden hablar abiertamente de ellos. Pero el terapeuta debe ser discreto y seguir el paso del paciente, respetar su apertura sin abrumarlo con mil problemas relacionados con esas experiencias traumáticas. Debe recordar que, el que ha estado en la obscuridad evitando la visión de lo que le atemorizaba queda confundido y asustado ante un panorama excesivamente iluminado y recargado de problemas.

Si la técnica de la meditación se usa en una sesión de grupo, después de que todos han meditado durante algún tiempo como se ha dicho, se pide al que haya visualizado o comprendido sentimientos o emociones que antes no veía ni aceptaba, que los exprese delante de todo el grupo. Los que han tenido experiencias similares pueden juntarse en grupos más pequeños elegidos por ellos mismos y hablar más abierta y confidencialmente de sus experiencias. Cada grupo puede entonces escoger las experiencias de alguno de los participantes para que se dramaticen en psicodrama. Como puede haber varios candidatos para esto, cada uno de los participantes elegidos explica por qué su grupo lo escogió para esta dramatización. Todo el grupo decide por cuál de los participantes empieza la dramatización.

Como la eficacia de cualquier terapia depende de la aceptación de parte del terapeuta de los sentimientos y emociones del paciente, la eficacia de la dramatización delante de todo el grupo, será mucho mayor con la aceptación y ayuda de todos, y esto ayudará al paciente a aceptar lo que antes reprimía y había hecho inconsciente por falta de aceptación.

Si el paciente no puede obtener el silencio interior necesario en la técnica de la meditación por la perturbación que le causan las experiencias de la infancia, el terapeuta debe emplear algunas de las técnicas ya apuntadas antes, como los ejercicios bioenergéticos, y enfocar su acción terapéutica en esas experiencias.

SUEÑOS

Otra técnica muy eficaz en bioenergética es el uso de los sueños y las fantasías libres y espontáneas. Esta técnica tiene mucha relación con las técnicas de la respiración profunda y la meditación psicológica que acabamos de exponer.

El sueño es un proceso mental y fisiológico que viene al que duerme tranquilamente cuando cesa la actividad de las ondas *beta* del cerebro, se producen ondas *alfa* y sobreviene la relajación de las tensiones que la misma actividad de las ondas *beta* y la conciencia activa, escudriñadora y restrictiva, habían producido durante la vigilia.

En este estado de relajación cerebral y muscular, la energía vital empieza a fluir más libremente por todo el organismo, pero, al toparse con los filtros y barreras de la coraza muscular que, aunque relajadas, no desaparecen completamente, el sistema propioceptivo envía información a la parte cerebral que había formado esas barreras por medio del sistema nervioso autónomo simpático y parasimpático.

Con la reactivación del cerebro, se renuevan escenas de restricción formadas antes por experiencias de la infancia y que se habían hecho inconscientes quedando fuera de la percepción debido a la coraza muscular.

En el sueño, hay dos elementos que Freud explicó admirablemente: el elemento material simbólico, que se forma por las actividades recientes de los días anteriores al sueño, y el elemento latente, que proviene de las experiencias de la infancia, desagradables y peligrosas o placenteras, pero que habían sido reprimidas por los castigos o amenazas de los padres y maestros.

Al renovarse en el cerebro estas grabaciones por la información de las tensiones en la coraza muscular, el cerebro hace combinaciones discretas de las experiencias de la infancia con elementos tomados de experiencias recientes. El fondo o elemento latente de los sueños es casi siempre parecido, pero disfrazado discretamente porque el organismo humano cerebral y muscular no hace cambios radicales de cien por cien, sino aproximaciones discretas.

Para reconocer o interpretar los sueños de los pacientes desde el punto de vista bioenergético, el terapeuta debe reconocer con anterioridad cuáles son las reacciones defensivas y los probables orígenes de los tipos bioenergéticos que he descrito.

Por ejemplo, el tipo esquizofrénico o esquizoide se caracteriza por su defensa constante ante las experiencias de hostilidad o agresividad en las que su existencia ha estado en peligro; así, todo su organismo apretado por el sistema simpático lo prepara para huir de realidades o imaginaciones peligrosas o atacar para defenderse. Se generaliza el estímulo original de hostilidad de los padres a personas que él asocia con estas experiencias por su semejanza y otras modalidades, como lo estableció Pavlov con sus investigaciones con perros en 1905. Cuando el terapeuta está tratando pacientes esquizoides o esquizofrénicos, dentro o fuera de un hospital mental, debe tener en cuenta que la supersensibilidad de estos pacientes los puede conducir a interpretar un saludo con la mano o una frase general inofensiva como un ataque físico o verbal.

Con esta explicación de las experiencias ofensivas o defensivas de un esquizofrénico, se podrán entender fácilmente los sueños en que él se ve atacado por animales y hombres malvados, o en peligro de un accidente vial de tren o de automóvil.

Como la experiencia primaria de un esquizofrénico fue de hostilidad de parte de sus padres y fue muchas veces reforzada con muestras de agresividad en la escuela, en la sociedad y hasta en algunos hospitales psiquiátricos, el contenido latente de sus sueños es sumamente claro. Al fluir la energía vital más libremente mientras el paciente duerme, se topa con las barreras musculares que, aunque relajadas, están todavía muy altas, y la misma musculatura manda al cerebro el mensaje de agresión, éste lo relaciona con los ataques primitivos, combinando este recuerdo con elementos de expresiones más recientes de una manera más o menos fantástica.

Cuando el paciente es un tipo oral, según la descripción muscular y psicológica que hace Lowen, el contenido latente de sus sueños es verse solo, abandonado y perdido en montañas o ciudades desconocidas sin que nadie le indique el camino para llegar a su casa o la oficina en que trabaja. El sueño suele empezar viéndose en un viaje en coche o tren y luego, inesperadamente, andando sin coche, perdido en lugares desconocidos. El sentimiento principal que el sueño reactiva es el del abandono y la falta de contacto y atención de sus padres en la infancia. Suelen tener el pecho hundido por la falta de amor y de cuidado, y la atención que ahí sienten cuando hay mayor flujo de energía estando el paciente dormido, envía el mensaje al cerebro y éste combina los traumas de la infancia con la descripción de lugares y montañas desconocidas.

Lowen describe al tipo masoquista como una estructura abultada y gruesa con la parte superior fuertemente ensamblada con la inferior; psicológicamente, se queja del peso, presiones u obligaciones que no puede tirar; quisiera rebelarse y obrar con libertad, pero tiene miedo de fallar en lo que hace si no hay reglas que le indiquen cómo moverse o independizarse.

En sus sueños, el masoquista se ve obligado a trepar escaleras que no tienen fin o subir montañas cada vez más altas, cansado y sin fuerza para seguir adelante, con deseos de regresar, pero sin encontrar el camino.

El elemento latente y constante en sus sueños está en la imposibilidad que siente de cumplir las reglas y obligaciones que le impusieron en la infancia, como condición para ser aceptado y amado por sus padres, y el miedo de dar un paso solo.

El tipo psicópata sólo viene a terapia cuando ha sufrido un fracaso en sus conquistas sexuales, sociales o económicas; espera que el terapeuta le ayude a sanar esa herida, pero sin hacer un cambio en su personalidad. Suele hablar incesantemente de sus éxitos y sus conquistas para olvidar el dolor del fracaso reciente, pero nunca llega a reconocer los traumas de una infancia en la que fue utilizado por sus padres y otras personas.

Los sueños del psicópata le indican al terapeuta que el paciente evita lo más que puede aceptar sus deficiencias personales. En lugar de confrontarlo, el terapeuta podría hablar de sus éxitos añadiendo que ha fallado en algunas cosas, esperando con esto que el psicópata pierda el miedo de aceptar algunos de sus fracasos.

El tipo rígido se siente el hombre perfecto por su estructura corporal bien desarrollada y por sus cualidades ejecutivas y de administración en sus negocios y empresas. Lo que le trae a terapia es una pequeña falla en el seno de su familia y de los círculos sociales o de trabajo en que se mueve, pero minimiza esas fallas explicándolas por la sensibilidad excesiva de sus familiares y por las envidias y malas interpelaciones de los compañeros de trabajo. Estos pacientes duran en terapia un poco más que los psicópatas, pero tienen dificultad en reconocer sus errores; por eso, el terapeuta, en lugar de hacerles preguntas sobre sus fallas, podría sugerirles algunos ejercicios bioenergéticos de *stress* para que reconozcan que no pueden aguantar por un tiempo indefinido; por ejemplo, el mantenerse de pie con las rodillas flexionadas durante largo tiempo. Así, podrán comprender que su personalidad no se desplomará por algunas fallas. Los sueños de los rígidos suelen referirse a escenas en que no salieron bien parados, pues los rígidos suelen reprimir estos sueños. Por el contrario, los sueños suelen expresar también soluciones fantásticas para los problemas del paciente como se ve en las alucinaciones de los pacientes mentales.

En los tipos bionergéticos, los sueños pueden ser también una compensación de sus propias deficiencias. Por ejemplo, el esquizoide o esquizofrénico, en lugar de verse atacado por hombres o animales, se ve como jefe de guerrilleros o de grupos que luchan por salir de la miseria o independizarse. El sueño compensatorio del tipo oral es verse rodeado por una multitud de admiradores. El masoquista, que interiormente se siente incapaz de independizarse, se ve como el presidente de una gran compañía o empresa. Los sueños de los psicópatas y rígidos consisten en verse ejecutando hazañas inimaginables.

Si los pacientes bioenergéticos han hecho progresos en su terapia, el componente latente de sus sueños suele ser el mismo que antes, pero no se ven como víctimas de los traumas pasados porque ya los van modificando poco a poco. Por ejemplo, el esquizoide se ve en peligro de animales salvajes o de hombres que le quieren hacer mal, pero se ve también luchando contra ellos y, eventualmente, saliendo triunfante o victorioso. El tipo oral se ve todavía perdido, pero puede pedir auxilio a otros y, finalmente, encontrar el camino para llegar a su casa o trabajo. El masoquista, que escala para llegar a una meta, se ve todavía escalándola, pero encuentra un camino para llegar al llano, o también sueños en los que sus compañeros le exigen más trabajo, pero él defiende su posición. Si acaso hay un pequeño progreso en los psicópatas y rígidos, consiste en soñar tener éxitos más modestos o reconocer algunas fallas.

¿Cómo sacar provecho terapéutico de los sueños?

Si las sesiones son en privado, después de que el paciente ha descrito el sueño en presente y en primera persona, el terapeuta le puede pedir que respire profundamente durante algún tiempo y que forme luego un sueño despierto con el mismo marco del sueño anterior, pero que añada lo que le gustaría ver en el sueño anterior y quite lo que le inquieta. Cuando el paciente tiene el sueño formado de principio a fin, el terapeuta le pide que lo exprese en presente y en primera persona y que, después, compare los dos sueños y visualice la solución.

Con este ejercicio, el paciente se forma una idea de lo que puede hacer. S. Keleman sugiere que, al referir el primer sueño, el paciente se incline sobre sus propias rodillas, apretándose el abdomen y restringiendo la respiración. Así, es más consciente de su problema. Después, se le pide al paciente que se incorpore, aumentando la amplitud y profundidad de la respiración para que pueda imaginarse mejor los cambios que va a hacer del primer sueño y pueda resolver el trauma primitivo de la infancia que apareció disfrazado en el primer sueño. Por ejemplo: el esquizoide se ve atacado por animales en el primer sueño y, en el segundo, se ve conversando con algunos amigos o haciendo con ellos una actividad agradable o placentera. El oral se ve perdido en el primer sueño, pero en el segundo se ve también rodeado de amigos. El masoquista, que en el sueño se veía cargado de obligaciones en provecho de los demás, se ve en el segundo descansando en alguna playa o haciendo algo que le gusta.

Una mejor manera de trabajar los sueños la explica el doctor J. L. Moreno para una sesión grupal de psicodrama. Después de que todos o varios miembros de la sesión han narrado brevemente sus sueños, el grupo escoge cuál de esos sueños se va a dramatizar. El paciente se pone recostado sobre un colchón o tapete en el suelo en la forma en que suele dormir; el terapeuta se acerca, lo toca y le sugiere que vuelva a recordar su sueño con todos sus detalles; luego, le pide que se ponga de pie y pida al grupo que dramatice el sueño según lo va describiendo el paciente. De esta manera, el paciente reaviva el trauma primitivo con la mayor exactitud posible, pero le pierde el miedo al verlo dramatizado espontáneamente por los compañeros del grupo.

Enseguida, el director del psicodrama le pide al paciente o protagonista que se recueste de nuevo sobre el colchón y elabore despierto el sueño como a él le gustaría. Luego, se dramatiza, con la ayuda de sus compañeros, el sueño tal como a él le hubiera gustado.

De esta manera, el paciente ve con realismo su problema en el primer sueño, pero ve también su solución en la dramatización del segundo. Así, ve con calma el trauma que ha tenido en la infancia, pero también siente suma confianza en que lo va a superar por la dramatización del segundo.

FANTASÍAS

Las fantasías espontáneas *(day dreams)* vienen al paciente cuando está relajado y tranquilo; tienen los mismos elementos de los sueños que describió Freud, a saber, un elemento latente que proviene del inconsciente y un elemento simbólico que lo reviste y oculta discretamente con recuerdos de actividades y experiencias recientes.

Es así como las fantasías espontáneas se pueden entender y trabajar de una manera parecida a la que acabo de exponer hablando de los sueños. Se le pide al paciente que haga un ejercicio bioenergético, que se recueste en la mesa de trabajo, boca arriba, que respire suave pero profundamente hasta relajarse por completo y que deje libre la imaginación a fin de que divague espontáneamente sin evaluarla ni modificarla o recortarla. Después, se le pide que cuente su fantasía en presente si es posible, tal como le vino a la imaginación, desde el principio hasta el fin.

Las fantasías espontáneas son como un sueño estando despierto; hacen referencia a los traumas de la infancia, que he descrito en los distintos tipos bioenergéticos, o se presentan como compensaciones de esas experiencias; ordinariamente, se parecen a las fantasías o alucinaciones de los pacientes mentales, pero son más discretas y menos alejadas de la realidad.

Si la sesión es en grupo, todo el grupo ejecuta primero uno o varios ejercicios bioenergéticos que el director determine según conozca la problemática general de todo el grupo. Después, se les pide que todos se recuesten en el suelo si está alfombrado o se sienten cómodamente en una silla y que respiren suave y profundamente hasta relajarse y que den rienda suelta a la imaginación hasta formar una historia sin modificarla ni evaluarla.

Cuando todos tengan lista su historia del principio al fin, se les pide que elijan libremente a quién se la quisieran contar formando grupos de 3 ó 4 personas. Esta elección se puede hacer también en cadena: A elige a B, B a H y H a Z, etc. Finalmente, se le pide a cada uno de los grupos que elija el cuento de alguno de los miembros para dramatizarlo. Los demás compañeros del grupo tomarán los papeles de las personas u objetos que se describen en el cuento; si necesitan más personas para los distintos roles, el creador de la historia los elegirá del resto del grupo. Él empieza a describir su historia mientras los demás la van ejecutando como se hace en el caso de los sueños.

Cuando se han dramatizado las historias de los que fueron escogidos por cada uno de los grupos, se les pide a todos que acostados o sentados piensen qué relación tiene la fantasía o historia que se les vino a la imaginación con alguna experiencia de su vida.

Este ejercicio, al igual que el de los sueños hace a cada uno más consciente de los traumas de la infancia y del modo como inconscientemente se disfrazan y ocultan.

El terapeuta bioenergético

10

En la terapia bioenergética, el terapeuta es el factor principal del éxito de la terapia o la causa principal del poco éxito o fracaso de la misma.

El terapeuta bioenergético no es un mecánico que se propone enderezar el organismo humano con masajes o ejercicios de gimnasia; no es tampoco un experto en pruebas psiquiátricas o psicológicas que trata de averiguar indirecta y mañosamente todos los problemas del paciente para colgarle una etiqueta adecuada y después enviarlo a su casa para que le ayude cualquier otro con las orientaciones que él da, pero dejándolo tan hambriento de amor y de cariño como cuando entró en su despacho; tampoco es un investigador científico frío y distante a quien sólo le interesa confirmar su teoría de la personalidad o su método terapéutico.

En la infancia de la bioenergética, el doctor Alexander Lowen la llamó "análisis bioenergético" para relacionarla y distinguirla del psicoanálisis de Freud y de Reich, basándose solamente en la energía vital, sin hablar nada de la supuesta energía sexual u orgona de sus maestros. Pero la palabra "análisis" se puede prestar a que el terapeuta tome una actitud distante y escudriñadora para encasillar al paciente en uno de los cinco tipos que Lowen describe, apuntando como etiología de los mismos algunas observaciones y especulaciones de Freud y sus discípulos, como se puede ver en su primer libro.

Todas las teorías son un esfuerzo mental para explicar los fenómenos observados en cualquier rama del saber humano, especialmente en psicoterapia, pero dependen de las influencias familiares, sociales y culturales de los pacientes y también de los intereses, limitaciones y frustraciones de los mismos terapeutas, por lo que no deben tomarse como reglas fijas y reacciones definitivas de todos los pacientes del mundo, de cualquier nacionalidad, cultura y clase social.

Ya he apuntado que Freud dependía de la posición fisicalista y organicista de su tiempo. Reich y Lowen modificaron un tanto la posición de su maestro, pero, consciente o inconscientemente, dependen todavía de ciertos postulados de los fisicalistas.

Por eso, podemos dar un paso más y modificar esa posición del siglo pasado siguiendo a Stanley Keleman, antiguo discípulo de Lowen, y afirmar con él que el terapeuta bioenergético debe ser un padre, madre y maestro sustituto más que un investigador científico de la energía física, orgona, energética o vital de los pacientes.

En la vida de todos los hombres, hay tres etapas principales que determinan su desarrollo, según explica claramente el doctor Keleman, a saber: la gestación, la infancia y la adolescencia. Todos o casi todos tenemos algunas deficiencias en nuestro desarrollo físico y psicológico en alguna de estas tres etapas, aunque algunas personas logran continuar su crecimiento sin mayores dificultades por las influencias positivas que encontraron en su vida.

Estas dificultades o deficiencias dan origen a los cinco tipos bioenergéticos que describe el doctor Alexander Lowen en sus libros sobre bioenergética, aunque no son los únicos que hay o puede haber, pero nos servirán para describir las dificultades que el terapeuta bioenergético puede encontrar en sus funciones, tanto por razón de su mismo tipo, como por razón del tipo bioenergético al que pertenece el paciente. El problema del esquizofrénico se inició en el útero de la madre; los problemas de los orales y masoquistas se originaron en la infancia y los de los psicópatas y rígidos, aunque también se inician en la infancia, se agudizan todavía más en la adolescencia. El terapeuta bioenergético está llamado a ayudar al paciente –como madre, padre, amigo, etc.– a reformar o complementar aquella etapa del desarrollo en la que se originaron sus problemas.

El que viene a terapia busca una solución a problemas fisiológicos o psicológicos que no ha podido resolver de la manera como se enfrentaba con los problemas en sus primeros años. Sus reacciones o soluciones de entonces, aunque no fueron las mejores objetivamente, fueron las mejores que un bebé, un niño o un adolescente podían emplear en circunstancias difíciles para sobrevivir o para ganarse la atención, aceptación y cuidado de sus padres y de las personas importantes en el medio social en que se desarrollaron; el asunto es que no funcionan satisfactoriamente en este momento de su vida.

He apuntado algunas reacciones de los cinco tipos bioenergéticos, según las describe Lowen, y he ejemplificado con algunos casos de mi experiencia profesional de muchos años con el propósito de que sirvan como mapas que orienten al terapeuta para oír los problemas del paciente, pero no como casilleros rígidos en que se deba encuadrar al paciente.

Además, el terapeuta debe tener en cuenta que él mismo tiene limitaciones, frustraciones y reacciones infantiles que determinan su tipo bioenergético. Si ha realizado terapia personal y grupal será más consciente de sus reacciones infantiles para no repetirlas frente al paciente, pero esas reacciones nunca desaparecen completamente en cualquier relación humana, y pueden influir en la relación terapéutica e impedir el progreso de la terapia si el terapeuta no está pendiente y no es consciente de las mismas.

Así, el primer requisito para ser un buen terapeuta bioenergético es haber realizado terapia y mantener siempre una actitud de "paciente con el mismo paciente" para reconocer sus reacciones inconscientes ante los problemas que presenta el paciente. Esta actitud le ayudará a guardar una postura humilde y acogedora porque también él ha tenido problemas que no están completamente resueltos.

También es necesario que el terapeuta haya reflexionado sobre cuáles son las reacciones inconscientes de su tipo bioenergético ante las reacciones conscientes o inconscientes de los pacientes de otros tipos bioenergéticos, esto es básico para no reaccionar negativamente como sus padres o los padres del paciente.

He apuntado algunas reacciones generales de los pacientes de distintos tipos, según los describe Lowen. Ahora, quiero apuntar cuáles son, en general, las reacciones infantiles de los terapeutas, según su tipo bioenergético, cuando se relacionan con pacientes de otros tipos. Téngase en cuenta, sin embargo, que no hay ningún tipo cien por cien puro, pero las reacciones que apunto pueden ayudar al terapeuta a vigilar sus reacciones infantiles para no obstaculizar el progreso del paciente cargándole con sus propios problemas.

El terapeuta rígido tiene las mismas reacciones inconscientes que un paciente rígido: quiere tener éxito en todo, estar por encima de todos, debido a su perfeccionismo: lo que le hace difícil aceptar las expresiones de debilidad y ternura de algunos pacientes; ése es su lado flaco.

Si se presenta a terapia un paciente esquizofrénico, que no sabe hablar ni expresar lo que siente, que mira cautelosamente todo lo que está a su alrededor y que no atiende lo que le dice el terapeuta rígido, éste se siente fracasado incluso antes de establecer una relación con él porque ve en el paciente lo que más teme en sí mismo, y tratará de empujarlo de distintas maneras para que haga o diga lo que él quiere. Como esto no sucede con el paciente esquizofrénico, el terapeuta lo rechazará acusándolo de que no coopera en su tratamiento. Con esta manifestación de rechazo y agresividad, el paciente saldrá mal parado porque se ha repetido su trauma original, se enconchará todavía más y se afirmará en su miedo vital de que todo el mundo está contra él.

Ante un paciente oral que se queja de que no puede hacer nada que valga la pena, el terapeuta rígido, que cree que lo puede y lo sabe todo, le dará toda la información que ha aprendido de los libros para superar su impotencia, pero el oral no es tonto, ni necesita tanta información; lo que necesita es atención y cariño, y esto es lo que no conoce el terapeuta rígido más que de palabra. Así que se sentirá fracasado ante las quejas de impotencia del oral porque no le sirven sus explicaciones teóricas o psicológicas y terminará por echarlo; lo que aumentará el trauma de abandono que tenía el oral.

Ante un paciente masoquista que pide reglas para todo, el terapeuta rígido se sentirá halagado porque puede darle mil reglas teóricas que ha aprendido, pero, al comprender que el paciente masoquista sabotea todas sus reglas sin aprender a iniciar algo por sí mismo, el terapeuta rígido lo atacará por su mismo fracaso; lo que provocará que el masoquista lo ataque también y le diga que sus reglas de nada sirven. Ni para qué decir que aquí no hay terapia ni para el rígido, ni para el masoquista.

Si acaso viene a terapia un paciente psicópata, el terapeuta rígido se sentirá impresionado por la desenvoltura y la aparente seguridad con que habla el paciente; esto le impulsará a entrar en competencia con él en asuntos políticos, sociales y hasta terapéuticos y querrá superarlo hablando también de sus proezas. Con esto, puede darse entre ambos una relación larga por la enumeración de lo que cada uno ha hecho y piensa hacer en el futuro, pero sin provecho para ninguno porque ambos evitan hablar de aquello en lo que han fracasado como si se tratara de una peste contagiosa.

Lo mismo sucederá, probablemente, con un paciente rígido que teme hablar de su vulnerabilidad y debilidad. Aquí, se dará una mutua y fuerte transferencia inconsciente por el empeño de ambos de mantener fuera de la vista lo que más les asusta, a saber, sus debilidades y fracasos.

He apuntado posibles fracasos del terapeuta rígido, pero podrá ser un gran terapeuta si ha tenido terapia profunda y ha aprendido humildad y modestia y ha aceptado que ni lo sabe todo, ni lo puede todo; así, podrá tener paciencia y comprender los temores del esquizofrénico y las debilidades del oral, que son los tipos que más trabajo le pueden costar.

He dicho que difícilmente viene a terapia un paciente psicópata; creo también que le será muy difícil a un psicópata interesarse por la profesión de terapeuta que no le ofrece oportunidad de éxitos rápidos y espectaculares. Con todo, puede darse un terapeuta con algunos rasgos psicopáticos que le impulsarán siempre a sentir que él controla la relación terapéutica. Un terapeuta con estas tendencias inconscientes tendrá mucha dificultad con pacientes esquizofrénicos y orales porque no le ofrecen abiertamente la oportunidad de luchar y vencer. Con el paciente masoquista, habrá una lucha a morir: el terapeuta tratará de controlarlo, pero el masoquista puede resistirse con una fuerza increíble y obstinada que puede agotar y embotar todos los recursos del terapeuta, que se sentirá derrotado interiormente. Un terapeuta psicópata puede caer también en la trampa de una paciente oral que busca cariño a través del sexo o de una paciente psicópata que usa la seducción para conquistar. Éste es un riesgo para los terapeutas de todos los tipos, pero especialmente para los rígidos y psicópatas porque se sienten muy halagados al ser objeto de atracción sexual.

Un terapeuta con tendencias masoquistas debe estar muy atento a no seguir escrupulosamente las reglas del método terapéutico que ha aprendido sin tener en cuenta la variedad caracterológica de los pacientes y la diversidad de circunstancias familiares y sociales en que se han creado. Si surge algún escollo en la terapia con un paciente de cualquier tipo bioenergético, el terapeuta masoquista se verá impulsado inconscientemente a solucionarlo dando o imponiendo mil reglas como hicieron sus padres con él en su desarrollo físico, psicológico y social; pero si ha tenido terapia personal, y sobre todo grupal, podrá comprender que no hay dos pacientes iguales en todo el mundo y tratará de oír y aceptar a cada uno de sus pacientes como algo único y especial, sin sujetarse servilmente ni sujetarlo estrictamente a reglas generales teóricas, psicológicas y sociales que cuanto más generales menos dicen de cada individuo. Como se afirma en lógica: "cuanto más extensión, menos comprensión". Los métodos terapéuticos que ha aprendido son guías generales, pero no panacea de todos los problemas. El paciente es un niño metido en un cuerpo de adulto que viene a terapia buscando mayor desarrollo y crecimiento y el terapeuta bioenergético, como padre o madre sustituto, debe verlo y ayudarle a crecer como lo harían unos progenitores ideales que lo ven y aceptan como es, sin compararlo con ninguno de sus otros hijos ni menos con los hijos del vecino.

El terapeuta oral tiene siempre necesidad de afecto, aceptación y contacto personal. Si no ha logrado modificar o satisfacer constructivamente esta necesidad, su reacción inconsciente frente a todos los pacientes es hacer todo lo posible por ganar su afecto y estimación. Si, por alguna razón, el paciente piensa que no ha hecho progresos y piensa consultar a otros terapeutas, el terapeuta oral se sentirá abandonado como se sentía en la infancia cuando su madre cuidaba de un hermano o de otra cosa que no fuera él. En cambio, si ha realizado terapia y es consciente de sus tendencias caracterológicas, puede ser un terapeuta estupendo, sobre todo con esquizofrénicos, orales y masoquistas porque tendrá la paciencia de una buena madre para ayudar al paciente, poco a poco, a salir de su problema respetando su ritmo de trabajo y los pequeños pasos que dé para lograrlo. Pero si se deja llevar de su inconsciente y comprende que el paciente no aprecia su trabajo y no le da el reconocimiento que él espera, terminará por abandonarlo lo mismo que hicieron con él sus padres y mayores.

Con pacientes psicópatas y rígidos, el terapeuta oral puede tener grandes dificultades porque estos pacientes no entienden ni de empatía, ni de sentimientos afectuosos, sino que buscan resultados rápidos y espectaculares para salir del atolladero y dificultades en que se han metido y, por tanto, suelen abandonar pronto la terapia, lo que hace sangrar la herida antigua que tiene el tipo oral de sentirse abandonado.

El terapeuta oral, lo mismo que los otros terapeutas, puede caer en la trampa de pacientes que buscan afecto y aceptación por medio de la seducción sexual porque puede confundir el afecto y cariño con sexo.

Un terapeuta esquizofrénico que ha logrado superar hasta cierto punto el miedo que tenía a las personas tendrá, no obstante, terror de pacientes psicópatas y rígidos que muestran una seguridad que él nunca ha tenido y tratará de igualarse a ellos con discusiones teóricas y especulativas.

Éstas son generalidades que quizás no tengan una aplicación en todos los casos, pero creo que pueden servir para que los terapeutas sean conscientes de que las diferencias, limitaciones y necesidades distorsionadas de su infancia pueden aparecer en la relación terapéutica y dificultar el progreso de la misma.

Conscientemente, el paciente viene a terapia en busca de ayuda para resolver sus problemas y el terapeuta se compromete también conscientemente a ayudarlo; pero en esta relación, tanto las necesidades inconscientes del paciente, como las limitaciones y frustraciones inconscientes del terapeuta pueden confabularse e impedir el éxito de la terapia.

La transferencia y contratransferencia son un proceso normal en toda relación, como dice muy bien el doctor Keleman; el terapeuta debe conocer muy bien sus reacciones contratransferenciales para no cargar al paciente con sus propios problemas. Asimismo, debe reconocer las reacciones transferenciales del paciente para no fomentarlas y, después echar al paciente a la calle diciéndole fríamente que él no es ni su padre, ni su madre, ni su amante, después de hacerle creer que era todo eso al fomentar su transferencia.

Tanto el paciente como el terapeuta son adultos, pero llevan dentro de sí un niño que no ha crecido completamente, y, si bien el terapeuta ha tenido ocasión, en su terapia personal, de darse cuenta del infante que lleva dentro, las necesidades de ese niño no han quedado nunca completamente satisfechas y hay que ayudarle a crecer y madurar durante toda la vida.

REQUISITOS PARA LLEGAR A SER UN BUEN TERAPEUTA BIOENERGÉTICO

a) El primer requisito, y el más importante, es que el terapeuta haya integrado, de una manera personal y consciente, sus tendencias y necesidades infantiles y sus reacciones culturales, sociales y religiosas. Esta integración se hace, hasta cierto punto, en la terapia personal y grupal que ha tenido durante su formación, pero debe continuarse y afirmarse durante toda la vida. Esto no se hace con cursos académicos ni leyendo muchos libros; es un trabajo serio e interno, de reflexión de lo que fue, lo que es y lo que quiere ser.

b) El segundo requisito consiste en aprender a oír empáticamente al paciente y confiar en la capacidad de todo paciente de llegar a una solución adecuada de todos sus problemas si el terapeuta lo estima y confía en él. Para lograr esto, le ayudará entrenarse en la terapia no directiva y centrada en el cliente de Carl Rogers hasta llegar al convencimiento profundo de que él no es más que un instrumento o facilitador del desarrollo del paciente, y no el mecánico experto que sabe todas las reglas y métodos para arreglar cualquier fallo del organismo humano.

c) El tercer requisito implica que conozca profunda y experiencialmente el método terapéutico que más se acomoda a su personalidad, y que haya comprobado su eficiencia y sus limitaciones durante su terapia personal. Debe tener siempre en cuenta que todos los métodos y teorías terapéuticas se basan en las experiencias personales conscientes e inconscientes de sus creadores y en la observación de las reacciones de los pacientes de una cultura y época determinados, lo que quiere decir que no son panacea de todos los problemas y que tienen limitaciones de parte de sus creadores y de parte de las influencias sociales y culturales de su tiempo.

d) El cuarto requisito es que el terapeuta conozca las explicaciones que se han dado del desarrollo del niño y de la personalidad humana, pero teniendo en cuenta lo que se ha dicho en el párrafo anterior, o sea, que tienen sus limitaciones y que deben tomarse con su sal y pimienta y compararse con lo que el terapeuta sabe de sí mismo y lo que aprende de los pacientes que vienen a terapia.

El terapeuta debe tener modestia y humildad en su función de facilitador del crecimiento del paciente porque él también fue niño y lleva un niño dentro que clama y hace ruido, inconscientemente, por las limitaciones, frustraciones y necesidades de su infancia.

e) Finalmente, creo que el terapeuta bioenergético tendrá más éxito en sus funciones terapéuticas si usa la terapia de grupo, especialmente el psicodrama, conjuntamente con sus entrevistas particulares.

El doctor J. L. Moreno comprobó la eficiencia del psicodrama como terapia de grupo en 1925, estando todavía en Viena. Estableciéndose después en Estados Unidos, luchó por el reconocimiento de la terapia de grupo desde 1935 hasta 1950 cuando ya fue aceptada y generalizada en casi todas las orientaciones terapéuticas.

La eficacia del psicodrama consiste en que el protagonista o paciente dramatiza espontáneamente, con ayuda de todo el grupo, sus traumas infantiles y sus problemas personales, y, así, logra verlos más objetivamente y aceptarlos, porque el director del psicodrama y todos los participantes de la sesión lo entienden y aceptan.

El doctor Moreno considera que el origen de los problemas emocionales es social y no biológico y que empieza en el grupo familiar; por tanto, se necesita un grupo aceptante que neutralice los efectos de los padres, de la escuela y de las instituciones sociales. Para que el paciente pierda el miedo de expresar sus sentimientos reprimidos, el doctor Moreno ya usaba desde 1935 muchos de los ejercicios bioenergéticos, como gritos, patadas y golpes en el colchón para dar más fuerza a la expresión de los sentimientos reprimidos.

Además, en psicodrama se dramatizan también los mismos eventos de la infancia, pero con padres, maestros y personas importantes de la vida del paciente, tal como él los hubiera querido; así, se cambian las impresiones negativas con impresiones positivas de esas experiencias. Además, el paciente visualiza y actúa psicodramáticamente sus planes para el futuro; lo que no se hace ni en las terapias tradicionales, ni en las terapias activas en las que sólo se descarga la negatividad, rabia y enojo por la privación de amor, atención y protección, pero no se le da al paciente lo que primariamente necesitaba: amor, comprensión y seguridad[1].

---

1 J. A. Ramírez, *Psicodrama: teoría y práctica*.

Epílogo
por Antonio Núñez

Una experiencia desde y al borde del diván

Aún tengo el recuerdo fresco de aquella tormentosa tarde de la primavera de 1978, resguardado de la lluvia, sentado en un umbral, tratando de poner orden en mi cabeza a las experiencias vividas poco antes, en aquel lugar a donde me había llevado mi curiosidad, estimulada por la letra pequeña de los libros de psicoanálisis y las entonces lecturas proscritas de Wilhelm Reich.

Hoy, casi veinte años después, se parece a ese día. ¿Qué ha pasado desde entonces? ¿Qué me ha aportado la Bioenergética? ¿A quién he ayudado con ella? ¿De qué manera estoy colaborando en la formación de verdaderos psicoterapeutas?

Desde aquel primer día, empecé a renunciar a la posibilidad de contar qué pasa en una sesión Bioenergética y tan sólo relatar mi experiencia, como mi mejor guía de aprendizaje y formación. Aquella tarde empecé a recuperar mis recuerdos infantiles con sus sensaciones, sentimientos y emociones reales que ya comenzaban a desvanecerse entre teorías y conocimientos psicológicos que eran los autorizados para ocupar todo mi universo mental, sin dejar sitio a otras vivencias. Aquella noche me di cuenta de que lo vislumbrado de la mano de Luis Pelayo y mi cuerpo, no lo podría encontrar en ningún aula, en ningún libro... tan sólo en mí y si embarcaba pronto en ese bajel, en ese viaje, en esa aventura hacia mí mismo dejando en puerto, o mejor a las puertas, todo ese nutrido equipaje que mis queridos profesores, afortunadamente, me proporcionaban.

Decidí seguir este camino de psicoterapia y formación que no acaba nunca. El reencuentro con las vivencias infantiles, con las huellas dejadas en mi ánimo y mi cuerpo, en la relación con mis padres; surgía a borbotones, descontroladamente, de cada respiración, de cada ejercicio, de cada grito, de cada golpe... parecían arrojarme al abismo de mi infierno sentimental y tirarme el tenderete de mi máscara. Y yo, sin poder levantar mis defensas, allí estaban esos recuerdos ignorados, esos sentimientos dolorosos, esas realidades avergonzantes, del allá y entonces que condicionaban mi aquí y ahora.

Me recuerdo un día, en medio del grupo, con el palo de golpear en mis manos e invitado a sacar la rabia que, sin objeto específico, me había venido, tras no sé qué ejercicio. Golpeé y golpeé sacando una energía guardada en algún lugar de mi interior que me sorprendía por su fuerza y duración, hasta que tuve que parar, mis manos comenzaban a desgarrarse... pero, desde aquel día, me abandonaron esas fantasías catastróficas que, a veces, ocupaban mi mente y esas rabias sin objeto, a partir de entonces no me es difícil conectar con el origen y dirección de ellas.

Tantos otros momentos significativos e íntimos... la hiperventilación y el acercamiento a la experiencia de morir que, desde entonces, acepto como compañera. La mujer y la madre... El trabajo y el padre, etc. Y también muchos hubo, de desconfianza, de esterilidad, de desierto que, aunque apenas se cuentan en los libros, forman parte del proceso.

No fue fácil abandonarme a lo que surgía, aunque joven, mi estructura avanzaba a marchas forzadas hacia la rigidez personal e intelectual. Luis tuvo que trabajar duro, aunque dejaba mi mochila en la puerta, su huellas se marcaban en mi piel. Pero, poco a poco, fue permitiendo que, en mis bolsillos, pudieran entrar en las sesiones, herramientas con las que colocar, remendar, reestructurar, reconstruir mi verdadera forma de ser, más cercana a mí mismo, que me hacía sentirme mejor, más en paz conmigo... y a la que no renunciaré jamás a revisar cada cierto tiempo, para que se mantenga fresca, flexible y vital.

En un segundo tiempo, empezó a forjarse la formación psicoterapéutica, desde la experiencia, nunca dogmática, permitiendo la creación, la aportación de otras técnicas, casi insistiendo en ello. Me di cuenta que si ésta era la forma en la que mejor me había sentido ayudado, podría ser, esencialmente, la forma en la que mejor podría ayudar a las personas que lo requirieran, digo esencialmente porque no creo en la técnica panacea y para todos los públicos y problemas, como mi deambular posterior por otras formas de psicoterapia me ha enseñado, pero sí impregna siempre mi trabajo cotidiano, incluso cuando no trabaje con esa persona desde la Bioenergética.

Me vienen a la memoria aquellos compañeros de viaje que se prestaban a mis primeras incursiones al interior de sus psiques, que aguantaban mis esforzadas propuestas de ejercicios. A los que yo también me entregaba en ese juego, imprescindible y no exento de riesgos, de la formación por la experiencia. Que me enseñaron cómo se encarnaban las teorías.

He de agradecer a Luis Pelayo que me permitiera acompañarle durante algunos años como ayudante para cualquier cosa, observador, secretario, traductor..., estar cerca de su práctica profesional, de sus libros, de sus pacientes y, sobre todo, que me pusiera en la pista de conocer directamente a Alexander Lowen en sus periódicos seminarios en España y, posteriormente, en el Instituto Internacional de Análisis Bioenergético de Nueva York, donde pude asistir a diversos seminarios con personal de su Staff, reciclar mi formación, conocer otros modelos e ir configurando mi propia forma de trabajar

Estas luces no dejaban de proyectar sombras. Esto de la Bioenergética, ¿no era algo esotérico, poco científico? ¿No tendrían razón las miradas escépticas de algunos de mis profesores universitarios? Después de todo, ¿dónde encontrar una sala, un lugar donde empezar a trabajar, con las garantías de confidencialidad para los pacientes?...

Pero pronto, sobre esas sombras fue proyectándose una luz que me permitió abordar las dudas, contrastarlas, poner en práctica mis conocimientos y, sobre todo, enriquecerlos con perspectivas nuevas: Rogerianas, Gestálticas y Analíticas. Mis mejores profesores en la Universidad pertenecían al Instituto de Interacción y Dinámica Personal, mejor conocido por su localización: Hortaleza 73, y, tras la carrera, nos proporcionaban la formación y práctica clínica en aquellos cursos que denominaban Prepráctics para futuros terapeutas, hoy día, Masters de la Universidad Pontificia Comillas. Bajo su atenta mirada, fortalecí mis habilidades terapéuticas, revisé mis primeros casos y, sobre todo, con su benévola consideración, me prestaron el sótano del Instituto para esta nueva forma de ayudar.

Tengo que mencionar a Javier Ortigosa, director del Instituto que me empujó, hace ya quince años, a celebrar los maratones de Fin de Semana para todo tipo de personas y para sus alumnos de 5º de Psicología, valorando lo que el cuerpo puede aportar al crecimiento personal.

Más actualmente, a Carlos Alemany que me enriqueció con la perspectiva del Focusing y me convirtió en formador, pensando en lo imprescindible que es el que los futuros terapeutas sepan lo que sus cuerpos y el de sus clientes pueden aportar al éxito de la psicoterapia. No olvido a Concepción de Diego que me aportó mi última adquisición en estos últimos años, la integración con el Análisis Transaccional.

Cuando releo este breve repaso de aportaciones a mi forma de trabajar, no me extraña que tras ella se vislumbre claramente un enfoque ecléctico e integrador de origen netamente humanista, sobre todo, la parte de análisis verbal posterior que tiene todo trabajo Bioenergético. Pero esto fue lo que vi y sentí, observando el trabajo de los buenos psicoterapeutas, en el ejercicio real se parecen extraordinariamente, sus herramientas, actitudes, intervenciones... aunque se denominan de maneras muy distintas en la teoría, parten de concepciones teóricas diferentes me parecen que hablan de lo mismo, pero en distintos idiomas.

Hablo de mis maestros y de su influencia en mí, pero también estoy hablando de las interrelaciones, influencias y escuelas que, en la Bioenergética, se han dado en estos últimos décadas. Somos hijos de los tiempos.

Otra aportación, la más importante a mi parecer, es la que he descubierto junto con mis pacientes, con los clientes de los maratones de fin de semana, y es la importancia real de la experiencia y desahogo emocional como vehículo inicial para liberarnos de las ataduras mentales, para encarnar los insights, grabar las aclaraciones cognitivas, entender las interpretaciones, ver los reflejos de nuestro self, en definitiva, cambiar. Y que uno de los mejores caminos para llegar a estas emociones o sentimientos es despertar la expresividad corporal. El material del que nos proveen estos ejercicios bioenergéticos es fresco, sin contaminaciones mentales o defensivas, está más cerca de la realidad interna de la persona.

Nos hemos dado cuenta del valor que tiene la Bioenergética para dinamizar procesos tratados desde otros modelos, sin entorpecer el trabajo del terapeuta. Permitiendo el afloramiento de sentimientos, emociones, recuerdos... que parecían dormidos u olvidados. Desde luego que esta complementariedad es proporcional a la cercanía del otro modelo al cuerpo, yendo desde el Focusing y la Gestalt, pasando por lo Rogeriano y Analítico, hasta lo Cognitivoconductual como colofón de todo este proceso globalizador.

Así mismo, del valor del trabajo grupal que potencia los ecos individuales, haciendo resonar en los compañeros desde recuerdos a sensaciones físicas, sentimientos y emociones personales, orientando la particular búsqueda de cada uno.

Como formador estos últimos años, he intentado trasladar este mensaje a esos profesionales que, en principio, no van a utilizar la Bioenergética como herramienta fundamental de su ejercicio profesional, sino más bien las otras corrientes. Juntos hemos explorado, en nuestras carnes, las repercusiones de ejercicios respiratorios, puramente físicos o expresivos a la hora de facilitar a los pacientes la toma de conciencia de sus rigideces físicas y emocionales, así como a recuperar recuerdos o sentimientos para luego poder analizarlos verbalmente. Pero lo que más agradecen todos es el descubrimiento de una nueva forma de percibir el mundo interior del psicoterapeuta y el permitirles escuchar el cuerpo de la otra persona o incluso atender, acompañar emociones y sentimientos explosivos sin sentirse amenazados.

Y los caminos siguen abiertos para alcanzar una mayor comprensión del universo humano...

Antonio Nuñez P.
Psicoterapeuta
Prof. Universidad P. Comillas

Bibliografía

ALLPORT, Gordon. *Personality. A Psychological Interpretation*, Henry Holts, New York, 1937.
BOADELLA, David. *Life Streams. An Introduction to Biosynthesis*, Routledge & Kegan, London, 1978.
—— Wilhelm Reich, Ashley Books, London, 1977.
BAKER, Elseworth. *Man in the Trap*, Macmillan, New York, 1950.
BARLOW, Wilfried. *The Alexander Technique*, Alfred Knopf, New York, 1981.
BELLIS, John. "Laughter, Play and Song in Bioenergetic Analysis", in *Horizons*, Cassius Publ., Memphis, Tenesse, 1980, pp. 115-128.
BERNE, Eric. *Transactional Analysis Therapy*, Grove Press, New York, 1961.
BERTHERAT, Terèse. *El cuerpo tiene sus razones*, Paidós, México, D.F., 1976.
BERNFIELD, S. "Freud's Earliest Theories and the School of Helmholtz", in *Lorand: Yearbook of Psychoanalysis*, International University Press, New York, 1945.
CANNON, Walter. *The Wisdom of the the Body*, Norton, New York, 1932.
CASSIUS, Joseph. *Horizons in Bioenergetics*, Cassius Publ., Memphis, Tenesse, 1980.
DALBIEZ, R. *The Psychoanalytic Method and the Doctrine of Freud*, 2 vol., Longmans, New York, 1941.
DICHTWALD, Ken. *Cuerpo-mente*, Lesser Press Mexicana, México, D. F., 1977.
DROPSY, Jacques. *Vivir en su cuerpo*, Paidós, México, D. F., 1982.
DUFFY, Elizabeth. *Activation and Behavior;* Wiley, New York, 1982.
DUMBAR, Flanders. *Emotions and Bodily Changes*, Columbia University Press, New York, 1954.
FELDENKRAIS, Moshe. *Awareness Through Movement*, Harper & Row, New York, 1972.
FREUD, Sigmund. *Three Contributions to the Theory of Sex*, Nervous and Mental Desease Publ., New York, 1930.
—— *General Introduction to Psycoanalysis*, Liveright, New York, 1935.
—— y J. Breuer. *Studies in Hysteria*, Nervous & Mental Desease Publ., Washington, D.C., 1936.
—— *Autobiographical Study*, W. W. Norton, New York, 1948.
—— *Collected Papers*, Hogarth, London, 1958.
—— *The Interpretation of Dreams*, Hogarth Press, London, 1977.
GEMELLI, A. y ZUNINI. *Introducción a la psicología*, ed. Luis Miracle, Buenos Aires, Argentina, 1955.

GREENFIELD, R. y R. STERNBACK. *Handbook of Psychophysiology*, 3 vol., s.l.i., 1966.

HYMANS, *Carácter y temperamento*, Espasa-Calpe, Madrid, s. f.

HILTON, Robert. "General Dynamics of Character Development", in *Horizons*, Cassius Publ., Memphis, Tenesse, 1980, pp.178-197.

HORNEY, K. *New Ways of Psychoanalysis*, W. W. Norton, New York, 1939.

JACOBY, J. *The Psychology of Jung*, Yale University Press, New Haven, 1950.

JACOBY, Mario. *El encuentro analítico*, ed. Fata Morgana, México, D.F., 1992.

JANOV, A. *The Primal Scream*, Putman, New York, 1970.

JOHNSON, Stephen. *Charaterological Transformation*, W. W. Norton, New York, 1985.

JOHNSTON, William. *Silent Music. The Science of Meditation*, Harper & Row, New York, 1974.

KELEMAN, Stanley. *Your Body Speaks its Mind*, Berkeley, California, Center Press, 1975.

—— *The Human Ground*, Center Press, Berkeley, California, 1975.

—— *Somatic Reality*, Center Press, Berkeley, California, 1979.

—— *Emotional Anatomy*, Center Press, Berkeley, California, 1985.

—— *Bonding*, Center Press, Berkeley, California, 1986.

—— *Embodying Experience*, Center Press, Berkeley, California, 1987.

KRETSCHMER, Ernest. *Physique and Character*, Cooper Square Publ., New York, 1970.

KOGAN, Gerald. *Your Body Works*, Transformation Press, Berkeley, California, 1980.

KURTZ, R. y H. PRESTERA, *The Body Reveals*, Harper & Row. New York, 1976.

LEITES, Andre. "Countertransference", manuscrito, s. l., 1990.

LOWEN, Alexander. *Love and Orgasm*, Macmillan, New York, 1965.

—— *The Betrayal of the Body*, Collier Books, New York, 1969.

—— *Depression and the Body*. Penguin Books, Baltimore, Maryland. 1973.

—— *Language of the Body*. Macmillan, New York, 1974.

—— *Bioenergetics*, Coward & Cannon, New York, 1975.

—— *Pleasure: A Creative Approach*, Penguin Books, Baltimore, Maryland, 1975.

—— *Bioenergética*, ed. Diana, México, D.F., 1977.

—— y Leslie LOWEN. *The Way to Vibrant Health*, Harper & Row,New York, 1977.

—— *Fear of Life*, Macmillan, New York, 1980.

—— *Narcissism*, Macmillan, New York, 1983.

LANKTON, Stephen. "Experience Chains Therapy", in *Horizons*, Cassius Publ., Memphis, Tenesse, 1980, pp. 56-72.

MIDDENDORF, Else. "The Meaning of Breathing", in *In Your Body Works*, 1980, s.p.i., pp. 101-114.

MILLER, Don Ethar. *Bodymind*, Prentice Hall, New York, 1974.

MONTAGUE, Ashley. *Touching*, Harper & Row, New York, 1971.

NAISEL, Edgard. *The Resurrection of the Body*, Dell Publ. Co., New York, 1969.

PAINTER, Jack. *Integración postural*, ed. Pax, México, D. F., 1984.
—— *Deep Wholistic Bodywork*, Body Mind Books, Mill Valley, California, 1987.
PIERRAKOS, John. *Core Energetics*, Life Rhythm, Mendicino, California, 1978.
RAMÍREZ, J. A. *Unconscious Drives and Human Freedom*, Doctoral Dissertation, Catholic University, Washington, 1954.
—— *Ethical Growth during Client-Centered Therapy*, Professional Thesis, Chicago University, Chicago, Illinois, 1964.
—— *Psicodrama: teoría y práctica*, ed. Diana, México, D. F., 1985.
REICH, Wilhelm. *Character Analysis*, 3ª ed., Orgone Institute Press, New York, 1949.
—— *Selected Writings*, Farrar & Straus, New York, 1960.
—— *The Function of the Orgasm*, Farrar & Strauss, New York, 1973.
—— *Función del orgasmo*, ed. Paidós, México, D. F., 1977.
ROGERS, Carl. *Psychotherapy and Personality Change*, University of Chicago Press, Chicago, Illinois, 1954.
—— *Client-centered Therapy*, Houghton Miffling, Boston, Massachussets, 1954.
ROBBINS, Ronald and Melvin. "Bioenergetic Dream Analysis", in *Horizons*, Cassius Publ., Memphis, Tenesse, 1980, págs. 130-143.
ROLF, Ida. *Structural Integration*, Viking Press, New York, 1977.
SELYE, H. *The Stress of Life*, McGraw Hall, New York, 1950.
SHELDON, W. *The Varieties of Human Physique*, Harper, New York, 1940.
SPEADS, Carola. *Way to Better Breathing*, Felix Marron, Great Neck, New York, 1986.
THOMPSON, Clara. *Psychoanalysis*, Alen & Unwin, New York, 1952.
WESTFELDT, Leslie. *F. Mathias Alexander*, Centerline Press, Long Beach, California, 1964.

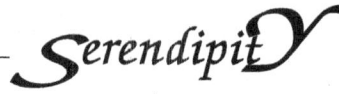

Director: Carlos Alemany

1. *Relatos para el crecimiento personal.* Carlos Alemany (ed.), Ramiro Álvarez, José Vicente Bonet, Iosu Cabodevllla, Eduardo Chamorro, Carlos Dominguez, José Antonio García-Monge, Ana Gimeno-Bayón, Maite Melendo, Alejandro Rocamora. Prólogo de José Luis Pinlllos. (5ª ed.)
2. *La asertividad: expresión de una sana autoestima.* Olga Castanyer. (15ª ed.)
3. *Comprendiendo cómo somos. Dimensiones de la personalidad.* Ana Gimeno-Bayón Cobos. (4ª ed.)
4. *Aprendiendo a vivir. Manual contra el aburrimiento y la prisa..* Esperanza Borús. (5ª ed.)
5. *¿Qué es el narcisismo?* José Luis Trechera. (2ª ed.)
6. *Manual práctico de P.N.L. Programación neurolingüística.* Ramiro J. Álvarez. (3ª ed.)
7. *El cuerpo vivenciado y analizado.* Carlos Alemany y Víctor García (eds.)
8. *Manual de Terapia Infantil Gestáltica.* Loretta Zaira Cornejo Parolini. (4ª ed.)
9. *Viajes hacia uno mismo. Diario de un psicoterapeuta en la postmodernidad.* Fernando Jiménez Hernández-Pinzón. (2ª ed.)
10. *Cuerpo y Psicoanálisis. Por un psicoanálisis más activo.* Jean Sarkissoff. (2ª ed.)
11. *Dinámica de grupos. Cincuenta años después.* Luis López-Yarto Elizalde. (5ª ed.)
12. *El eneagrama de nuestras relaciones.* Maria-Anne Gallen - Hans Neidhardt. (4ª ed.)
13. *¿Por qué me culpabilizo tanto? Un análisis psicológico de los sentimientos de culpa.* Luis Zabalegui. (3ª ed.)
14. *La relación de ayuda: De Rogers a Carkhuff.* Bruno Giordani. Prólogo de M. Marroquín. (2ª ed.)
15. *La fantasía como terapia de la personalidad.* Fernando Jiménez Hernández-Pinzón. (2ª ed.)
16. *La homosexualidad: un debate abierto.* Javier Gafo (ed.). Javier Gafo, Carlos Domínguez, Juan-Ramón Lacadena, Ana Gimeno Bayón, José Luis Trechera. (3ª ed.)
17. *Diario de un asombro.* Antonio García Rubio. Prólogo de J. Martín Velasco. (3ª ed.)
18. *Descubre tu perfil de personalidad en el eneagrama.* Don Richard Riso. (4ª ed.)
19. *El manantial escondido. La dimensión espiritual de la terapia.* Thomas Hart.
20. *Treinta palabras para la madurez.* José Antonio García-Monge. (7ª ed.)
21. *Terapia Zen.* David Brazier. Prólogo de Ana María Schlüter Rodés. (2ª ed.)
22. *Sencillamente cuerdo. La espiritualidad de la salud mental.* Gerald May. Prólogo de José-Vicente Bonet.
23. *Aprender de Oriente: Lo cotidiano, lo lento y lo callado.* Juan Masiá Clavel.
24. *Pensamientos del caminante.* M. Scott Peck. Prólogo de José-Vicente Bonet.
25. *Cuando el problema es la solución. Aproximación al enfoque estratégico.* Ramiro J. Álvarez. (2ª ed.)
26. *Cómo llegar a ser un adulto. Manual sobre la Integración Psicológica y Espiritual.* David Richo. (2ª ed.)
27. *El acompañante desconocido. De cómo lo masculino y lo femenino que hay en cada uno de nosotros afecta a nuestras relaciones.* John A. Sanford.
28. *Vivir la propia muerte.* Stanley Keleman. Prólogo de Juan Manuel G. Llagostera.
29. *El ciclo de la vida: Una visión sistémica de la familia.* Ascensión Belart - María Ferrer. Prólogo de Luis Rojas Marcos. (2ª ed.)
30. *Yo, limitado. Pistas para descubrir y comprender nuestras minusvalías.* Miguel Ángel Conesa Ferrer.
31. *Lograr buenas notas con apenas ansiedad. Guía práctica para sobrevivir a los exámenes.* Kevin Flanagan. Prólogo de Joaquín Mª. García de Dios.
32. *Alí Babá y los cuarenta ladrones. Cómo volverse verdaderamente rico.* Verena Kast. Prólogo de Gabriela Wasserziehr.
33. *Cuando el amor se encuentra con el miedo.* David Richo. (2ª ed.)
34. *Anhelos del corazón. Integración psicológica y espiritualidad.* Wilkie Au - Noreen Cannon.
35. *Vivir y morir conscientemente.* Iosu Cabodevilla. Prólogo de Celedonio Castanedo. (2ª ed.)
36. *Para comprender la adicción al juego.* María Prieto Ursúa. Prólogo de Luis Llavona.
37. *Psicoterapia psicodramática individual.* Teodoro Herranz Castillo.

38. *El comer emocional.* Edward Abramson.
39. *Crecer en intimidad. Guía para mejorar las relaciones interpersonales.*
    John Amodeo - Kris Wentworth.
40. *Diario de una maestra y de sus cuarenta alumnos.* Isabel Agüera Espejo-Saavedra.
41. *Valórate por la felicidad que alcances.* Xavier Moreno Lara.
42. *Pensándolo bien... Guía práctica para asomarse a la realidad.* Ramiro J. Álvarez.
    Prólogo de José Klingbeil.
43. *Límites, fronteras y relaciones. Cómo conocerse, protegerse y disfrutar de uno mismo.*
    Charles L. Whitfield. Prólogo de John Amodeo.
44. *Humanizar el encuentro con el sufrimiento.* José Carlos Bermejo.
45. *Para que la vida te sorprenda.* Matilde de Torres. (2ª ed.)
46. *El Buda que siente y padece. Psicología budista sobre el carácter, la adversidad y la pasión.*
    David Brazier.
47. *Hijos que no se van. La dificultad de abandonar el hogar.* Jorge Barraca.
    Prólogo de Luis López-Yarto.
48. *Palabras para una vida con sentido.* Mª. Ángeles Noblejas.
49. *Cómo llevarnos bien con nuestros deseos.* Philip Sheldrake.
50. *Cómo no hacer el tonto por la vida. Puesta a punto práctica del altruismo.*
    Luis Cencillo. Prólogo de Antonio Blanch. (2ª ed.)
51. *Emociones: Una guía interna. Cuáles sigo y cuáles no.* Leslie S. Greenberg.
    Prólogo de Carmen Mateu.
52. *Éxito y fracaso. Cómo vivirlos con acierto.* Amado Ramírez Villafáñez.
53. *Desarrollo de la armonía interior.* Juan Antonio Bernad.
54. *Introducción al Role-Playing pedagógico.* Pablo Población Knappe y Elisa López Barberá y Cols.
    Prólogo de José A. García-Moge.
55. *Cartas a Pedro. Guía para un psicoterapeuta que empieza.* Loretta Cornejo.
56. *El guión de vida.* José Luis Martorell. Prólogo de Javier Ortigosa.
57. *Somos lo mejor que tenemos.* Isabel Agüera Espejo-Saavedra.
58. *El niño que seguía la barca. Intervenciones sistémicas sobre los juegos familiares.*
    Giuliana Prata - Maria Vignato - Susana Bullrich.
59. *Amor y traición.* John Amodeo. Prólogo de Carlos Alemany.
60. *El amor. Una visión somática.* Stanley Keleman. Prólogo de Jaime Guillén de Enríquez.
61. *A la búsqueda de nuestro genio interior: Cómo cultivarlo y a dónde nos guía.* Kevin Flanagan.
62. *A corazón abierto. Confesiones de un psicoterapeuta.* Fernando Jiménez Hernández-Pinzón.
63. *En vísperas de morir. Psicología, espiritualidad y crecimiento personal.*
    Iosu Cabodevilla Eraso. Prólogo de Ramón Martín Rodrigo.
64. *¿Por qué no logro ser asertivo?* Olga Castanyer y Estela Ortega..
65. *El diario íntimo: buceando hacia el yo profundo.* José-Vicente Bonet, S.J.

Serie MAIOR

1. *Anatomía Emocional.* Stanley Keleman. (3ª ed.)
2. *La experiencia somática.* Stanley Keleman. (2ª ed.)
3. *Psicoanálisis y Análisis Corporal de la Relación.* André Lapierre.
4. *Psicodrama. Teoría y práctica.* José Agustín Ramírez.
   Prólogo de José Antonio García-Monge. (2ª ed.)
5. *14 Aprendizajes vitales.* Carlos Alemany (ed.), Antonio García Rubio, José A. García-Monge, Carlos R. Cabarrús, Luis Cencillo, José M. Díez-Alegría, Olga Castanyer, Iosu Cabodevilla, Juan Masiá, Dolores Aleixandre, Miguel de Guzmán, Jesús Burgaleta, Mª. José Carrasco, Ana Gimeno. (7ª ed.)
6. *Psique y Soma. Terapia bioenergética.* José Agustín Ramírez. Prólogo de Luis Pelayo. Epílogo de Antonio Núñez.
7. *Crecer bebiendo del propio pozo. Taller de crecimiento personal.*
   Carlos Rafael Cabarrús, S.J. Prólogo de Carlos Alemany. (5ª ed.)
8. *Las voces del cuerpo. Respiración, sonido y movimiento en el proceso terapéutico.*
   Carolyn J. Braddock
9. *Para ser uno mismo. De la opacidad a la transparencia.* Juan Masiá Clavel
10. *Vivencias desde el Enneagrama.* Maite Melendo. (2ª ed.)
11. *Codependencia. La dependencia controladora. La depencencia sumisa.* Dorothy May.
12. *Cuaderno de Bitácora, para acompañar caminantes. Guía psico-histórico-espiritual.*
    Carlos Rafael Cabarrús. (3ª ed.)
13. *Del ¡viva los novios! al ¡ya no te aguanto! Para el comienzo de una relación en pareja y una convivencia más inteligente.* Eusebio López.
14. *La vida maestra. El cotidiano como proceso de realización personal.* José María Toro.
15. *Los registros del deseo. Del afecto, el amor y otras pasiones.* Carlos Domínguez Morano.
16. *Psicoterapia integradora humanista. Manual para el tratamiento de 33 problemas psicosensoriales, cognitivos y emocionales.* Ana Gimeno-Bayón y Ramón Rosal.
17. *Deja que tu cuerpo interprete tus sueños.* Eugene T. Gendlin. Prólogo de Carlos R. Cabarrús.